2014版 职工工伤劳动能力鉴定标准应用指南

ZHIGONG GONGSHANG LAODONG NENGLI JIANDING BIAOZHUN
YINGYONG ZHINAN

主　编：刘　梅
副主编：鲁士海　张　晗　葛大维
　　　　张　岩　陈道莅　杨庆铭

上海科学技术文献出版社
Shanghai Scientific and Technological Literature Press

图书在版编目（CIP）数据

2014版职工工伤劳动能力鉴定标准应用指南/刘梅主编.—2版.—上海：上海科学技术文献出版社，2015.3
（2024.8重印）
ISBN 978-7-5439-6563-8

Ⅰ.①2… Ⅱ.①刘… Ⅲ.①职工—工伤事故—劳动能力—鉴定—标准—中国 Ⅳ.① R449-65

中国版本图书馆 CIP 数据核字（2015）第 030417 号

责任编辑：张　树　李　莺
封面设计：许　菲

2014版职工工伤劳动能力鉴定标准应用指南
主　编　刘　梅
出版发行：上海科学技术文献出版社
地　　址：上海市淮海中路1329号4楼
邮政编码：200031
经　　销：全国新华书店
印　　刷：上海华教印务有限公司
开　　本：787×1092　1/16
印　　张：15
字　　数：280 000
版　　次：2015年3月第1版　2024年8月第5次印刷
书　　号：ISBN 978-7-5439-6563-8
定　　价：138.00元
http://www.sstlp.com

编 委 会

主　　编：刘　梅

副 主 编：鲁士海　张　晗　葛大维

　　　　　张　岩　陈道蒞　杨庆铭

编　　委：王　丽　周永波　张强林　章艾武

　　　　　李怀侠　姚　凰　曹贵松　眭述平

　　　　　张明贵　魏文石　程　瑜　李　磊

前　言

2014年9月，历经近3年时间的修订，《劳动能力鉴定　职工工伤与职业病致残等级》（GB/T 16180-2014，以下简称"劳动能力鉴定标准"）终于公告出台了，这是我国工伤保险制度体系建设中的一件大事、好事，可喜可贺。

劳动能力鉴定工作是工伤保险制度的重要组成部分，劳动能力鉴定标准是一个科学性、专业性、技术性很强的国家标准，它直接关系到工伤职工的切身利益，影响工伤保险制度的公平公正。我国劳动能力鉴定标准于1996年初次制订，2006年修订，总体上科学可行，发挥了应有的作用。2006年版职工工伤劳动能力鉴定标准自2007年5月1日实施以来，全国累计共有300多万工伤职工按照该标准进行了劳动能力鉴定，有效地保障了工伤职工的合法权益。但是，随着近年我国社会经济的发展和科学技术的进步，尤其是全民医疗卫生水平的提高，原有劳鉴标准中部分条款的运用出现了一些新的情况和问题，例如，标准中的部分科目分类对应的分级存在不平衡，部分定级依据的测量方式和定量方法带有一定程度的主观性，需要对原有的定级标准进行调整。

针对存在的问题，从2011年开始，工伤保险司开始启动标准修订工作。为了保证劳动能力鉴定标准修订及应用的稳定性和连续性，明确了本次劳动能力鉴定标准修订要在保持原有标准基本框架不变的基础上，对各地在实践中反映集中的、普遍的、突出的"问题"条款进行适当地修订和完善，修订工作要本着以人为本、统筹协调、公平公正的原则，以精简、实用、提高可操作性为导向，以努力减少标准执行中的矛盾和争议为目标，按"小修"而不是"大改"的总体要求进行。

修订标准是一项严谨细致的工作，为保证本次标准修订工作的圆满完成，部工伤保险司组织领导，成立了由部工伤保险司、社保中心、国家卫生计生委、上海市人力资源和社会保障局领导及京、津、渝、江、浙人社厅（局）领导参加的领导小组，以及相关地区医学专家组成的专家组。修订领导小组办公室在上海市人社局，修订期间多次召开了征询意见座谈会，组织了多场分别由劳鉴医学专家、国家卫生计生委、全国总工会代表和人力资源社会保障行政部门及鉴定管理部门人员参加的标准修订论证研讨会；修订过程中各省市通过书面、电话或者电子邮件等形式提出了许多很好的修订建议和意见，所提建议和意见较全面地反映了各地在实际鉴定工作中所遇到的问题，修订办公室对此进行了针对性地研究修订。修订后的劳动能力鉴定标准较好地解决了实际操作中反映比较集中、普遍、突出和亟待解决的一些问题，有较强的针对性和可操作性，对落实公平合理的鉴定原则有重要的指导意义，推动劳动能力鉴定工作朝着科学化、规范化的方向迈出了更加坚实的一步。

修订工作中，专家工作组对标准的细化、量化进行了积极地探索，是本次修订的一个亮点，如设计了"手、足部功能缺损评估参考图表"（简称《参考图表》），利用《参考图表》评出的手、足缺损分值与现行致残鉴定等级标准基本吻合，《参考图表》将抽象文字表述变为直观的图形，简明、清晰、实用，可解决目前各地反映手、足外伤条款不够用的矛盾。根据使用规则，《参考图表》能为处理手、足复杂和特殊矛盾时提供新的解决手段和依据，是对致残鉴定等级标准的补充，同时可望提高操作性，减少争议和纠纷。

为指导各地更好地理解新标准，准确掌握和实施新标准，工伤保险司委托上海市人力资源和社会保障局，负责并组织有关人员及专家编写了《2014版职工工伤劳动能力鉴定标准应用指南》。此书基于标准，源于实践，通过劳动能力鉴定实践中大量具体翔实的案例，采用图文并茂的形式，对如何理解、掌握、运用标准作出客观公正的鉴定结论，作出了具体、形象、生动地阐述，可以作为学习贯彻新标准的培训教材，也可以作为指导各地劳动能力鉴定专家在进行劳动能力鉴定时应用新标准的参考用书。

我们相信，《2014版职工工伤劳动能力鉴定标准应用指南》的编写和应用，对于保障工伤职工合法权益，维护社会公平公正和社会稳定，完善和规范劳动能力鉴定工作都将产生积极的作用。由于编写时间紧迫，书中难免疏漏不当之处，欢迎读者批评指正。

人力资源和社会保障部工伤保险司

刘　梅

目 录 CONTENTS

第一部分 基础篇 ……………………………………………………… 1

第一章 劳动能力鉴定的操作规范 ………………………………… 2
    一、劳动能力鉴定的法律规范 ………………………………… 2
    二、劳动能力鉴定的程序性规范 ……………………………… 4

第二章 劳动能力鉴定的一般原则 ………………………………… 6
    一、工伤范围原则 ……………………………………………… 6
    二、综合判定原则 ……………………………………………… 7
    三、等级划分原则 ……………………………………………… 9
    四、等级相应原则 ……………………………………………… 9
    五、晋级原则 …………………………………………………… 10

第三章 劳动能力鉴定标准条款中的判定依据类型 ……………… 12
    一、以功能及后果为判定依据类型 …………………………… 12
    二、以诊断为主要判定依据类型 ……………………………… 13
    三、以治疗方式（手术）为主要判定依据 …………………… 13
    四、混合类型判定依据 ………………………………………… 14

第四章 2014 版劳动能力鉴定标准的特点 ………………………… 16
    一、标准修订的主要内容 ……………………………………… 16
    二、标准修订的其他内容 ……………………………………… 19
    三、本次标准修订涉及具体内容与条款简表 ………………… 22

第二部分 应用篇 ……………………………………………………… 33

第一章 手外伤及手、足部功能缺损评估参考图表的应用 ……… 34

　　　　专题一：单手外伤手部分缺失案例 …………………………… 37
　　　　专题二：单足部分缺失案例 ………………………………… 52
　　　　专题三：手、腕部功能障碍定级说明 ……………………… 55
　　　　专题四：双手部分缺失及功能障碍定级说明 ……………… 60
　　第二章　骨折与骨折内固定术后 ………………………………… 63
　　　　一、十级案例 ………………………………………………… 63
　　　　二、九级案例 ………………………………………………… 67
　　　　三、八级案例 ………………………………………………… 71
　　第三章　关节功能障碍程度的量化判断 ………………………… 74
　　　　一、关节功能障碍程度划分 ………………………………… 74
　　　　附：骨折及关节功能障碍分级及参考评分表 ……………… 76
　　　　二、关节功能障碍程度评定方法 …………………………… 79
　　　　三、案例分析 ………………………………………………… 80
　　　　附：四肢关节运动活动度检测方法 ………………………… 97
　　第四章　脊柱和脊髓损伤 ………………………………………… 102
　　　　一、脊柱损伤案例分析 ……………………………………… 104
　　　　二、脊髓损伤案例 …………………………………………… 108
　　　　三、外伤导致的急性腰椎间盘突出症 ……………………… 112
　　　　附：脊髓及周围神经损伤参考定级表 ……………………… 116
　　第五章　颅脑损伤 ………………………………………………… 118
　　　　一、简明案例图解 …………………………………………… 120
　　　　二、复杂案例解析 …………………………………………… 123
　　第六章　眼外伤 …………………………………………………… 137
　　　　一、《视力减弱补偿率表》使用说明 ……………………… 138
　　　　二、案例分析 ………………………………………………… 140

第三部分　附录

2014版职工工伤
劳动能力鉴定标准应用指南

第一部分
基础篇

2014 BAN ZHI GONG GONG SHANG
LAO DONG NENG LI JIAN DING BIAO ZHUN
YING YONG ZHI NAN

第一章　劳动能力鉴定的操作规范

劳动能力鉴定是指劳动者因工负伤或非因工负伤及职业病等原因，导致本人劳动与社会生活能力受到不同程度影响，为享受相对应的社会保障待遇，由劳动能力鉴定机构根据劳动者本人或其亲属的申请，组织有资质的医学专家，根据国家制订的评残标准，运用医学科学技术的检查方法和手段，确定劳动者丧失劳动能力程度的一种综合评定的制度①。本书中所探讨的劳动能力鉴定主要是指受工伤保险制度调节，适用《劳动能力鉴定 职工工伤与职业病致残等级》（GB/T 16180-2014）标准的工伤与职业病的劳动能力鉴定。

一、劳动能力鉴定的法律规范

劳动能力鉴定作为工伤保险工作的"三个环节"（工伤认定、劳动能力鉴定、待遇给付）之一，具有很强的法律属性。

（一）劳动能力鉴定机构法定

劳动能力鉴定委员会是劳动能力鉴定的法定机构。《工伤保险条例》第 24 条规定：省、自治区、直辖市劳动能力鉴定委员会和设区的市级劳动能力鉴定委员会分别由省、自治区、直辖市和设区的市级社会保险行政部门、卫生行政部门、工会组织、经办机构代表以及用人单位代表组成。劳动能力鉴定委员会建立医疗卫生专家库。列入专家库的医疗卫生专业技术人员应当具备下列条件：（一）具有医疗卫生高级专业技术职务任职资格；（二）掌握劳动能力鉴定的相关知识；（三）

---

① 胡晓义，史寒冰，向春华等：《工伤保险条例精解与实务》。

具有良好的职业品德。

由于劳动能力鉴定委员会为非常设机构，主要工作方式是会议制，因此各地均成立了办事机构办理其日常事务。这些办事机构有的是设立于同级社会保险行政部门内的劳动能力鉴定委员会办公室，有的是单独成立的劳动能力鉴定中心。

从《工伤保险条例》第24条规定中我们可以看出，不仅劳动能力鉴定机构法定，而且从事劳动能力鉴定的医疗卫生专家也必须具有法定资格，必须是经过劳动能力鉴定委员会培训和认证，履行了聘任程序的。

（二）劳动能力鉴定的申请主体法定

根据《工伤保险条例》第23条规定：劳动能力鉴定由用人单位、工伤职工或者其近亲属向设区的市级劳动能力鉴定委员会提出申请，并提供工伤认定决定和职工工伤医疗的有关资料。

用人单位负有保证职工安全生产的义务和职责，职工与用人单位之间存在劳动关系，职工作为企业一员，用人单位应保障其合法权益。在职工受到事故伤害后，用人单位除及时将负伤职工送医抢救治疗，立即向劳动保障行政部门报告，提出工伤认定申请外，还应当在伤情相对稳定后为其申请劳动能力鉴定。

如果工伤职工认为自己伤情已稳定，且实际造成的损害影响了劳动能力，而用人单位没有及时为其提出劳动能力鉴定申请，工伤职工或其家属可以提出劳动能力鉴定申请。

（三）劳动能力鉴定结论对应待遇法定

劳动能力鉴定结论包括劳动功能障碍程度和生活自理障碍程度两部分。劳动障碍程度分为十个伤残等级。生活自理障碍程度分为三个等级。分别对应不同的赔偿和保障标准。

一次性伤残补助金标准为：十级伤残为7个月的本人工资，九级伤残为9个月，八级为11个月，七级为13个月的本人工资；六级伤残为16个月，五级伤残为18个月的本人工资；四级伤残为21个月，三级为23个月，二级为25个月；一级为27个月的本人工资。

职工与用人单位解除劳动、聘用合同的，职工可以领取一次性工伤医疗补助金和一次性伤残就业补助金，其标准也与劳动能力鉴定结论直接相关。

经鉴定为一至四级伤残的，可以从工伤保险基金按月领取伤残津贴，标准为：一级伤残为本人工资的 90%，二级伤残为本人工资的 85%，三级伤残为本人工资的 80%，四级伤残为本人工资的 75%。

经鉴定存在生活自理障碍的，还可以按月领取生活护理费，生活自理障碍分三个等级：完全生活自理障碍、大部分生活自理障碍或者部分生活自理障碍，其领取标准分别为上年度全市职工月平均工资的 50%、40% 或者 30%。

（四）劳动能力鉴定的复查和救济

劳动能力鉴定的制度设立保证了劳动能力鉴定结论的客观性和独立性，但劳动能力鉴定结论毕竟是由人作出，对同一被鉴定人的功能障碍程度，不同的专家可能有不同的判定角度和认识，或者由于检查技术手段不同也会产生差异，又或者仅仅是被鉴定人个人存在不同意见，所以《工伤保险条例》规定了再次鉴定的救济途径。

《工伤保险条例》第 26 条规定：申请鉴定的单位或者个人对设区的市级劳动能力鉴定委员会做出的鉴定结论不服的，可以在收到该鉴定结论之日起 15 日内向省、自治区、直辖市劳动能力鉴定委员会提出再次鉴定申请。省、自治区、直辖市劳动能力鉴定委员会作出的劳动能力鉴定结论为最终结论。

如果已经经过劳动能力委员会鉴定，评定伤残等级后的工伤职工，其伤残情况经过一定时期后残情发生变化的，可以申请劳动能力复查鉴定。

《工伤保险条例》第 28 条规定：自劳动能力鉴定结论作出之日起 1 年后，工伤职工或者其近亲属、所在单位或者经办机构认为伤残情况发生变化的，可以申请劳动能力复查鉴定。

二、劳动能力鉴定的程序性规范

随着《工伤保险条例》的颁布实施，劳动能力鉴定制度的体系性、规范性和科学性得到了完善。劳动能力鉴定作为保障工伤职工合法权益的重要环节，客观、独立、公开、公正是其制度设立的价值取向，所有的程序性规范也都体现了这一价值观。

（一）劳动能力鉴定的时限

《工伤保险条例》第 25 条第二款规定：设区的市级劳动能力鉴定委员会应当自收到劳动能力鉴定申请之日起 60 日内作出劳动能力鉴定结论，必要时，作出劳动能力鉴定结论的期限可以延长 30 日。劳动能力鉴定结论应当及时送达申请鉴定的单位和个人。

（二）劳动能力鉴定的回避制度

《工伤保险条例》第 27 条规定：劳动能力鉴定工作应当客观、公正。劳动能力鉴定委员会组成人员或者参加鉴定的专家与当事人有利害关系的，应当回避。

（三）劳动能力鉴定的一般流程

（1）申请　工伤职工伤情相对稳定且存在功能障碍，影响劳动能力的，可以申请劳动能力鉴定。用人单位或工伤职工（或其近亲属）向所辖地区劳动能力鉴定机构提出鉴定申请。申请劳动能力鉴定应提交以下材料：①按规定填写的劳动能力鉴定申请书；②《工伤认定决定书》原件和复印件；③职工的病历复印件，诊断证明原件、检查检验报告、出院小结等复印件；④被鉴定人身份证原件和复印件，或其他有效证明；⑤申请再次鉴定或复查鉴定，除提供申请初次鉴定规定的材料外，还需提交劳动能力初次鉴定结论复印件。

（2）审核材料并受理　劳动能力鉴定机构在收到申请人申报的劳动能力鉴定材料后，首先要进行初审，看有关材料是否齐备、有效。如果申请人提交资料有欠缺，劳动能力鉴定机构应及时要求申请人补齐资料。劳动能力鉴定申请受理时限从补齐提交材料之日起算。

（3）组织医疗检查及鉴定　劳动能力鉴定机构受理劳动能力鉴定申请后，应及时分类，对有些没有近期检查资料的可以安排客观医疗检查。对检查资料齐备的组织医疗鉴定专家进行鉴定，鉴定中如果鉴定专家对某些功能检查不确定，认为需要安排进一步检查也应该及时告知被鉴定人配合检查。

第二章　劳动能力鉴定的一般原则

在讨论劳动能力鉴定的一般原则之前，我们有必要首先来厘清劳动能力鉴定的定义。根据新颁布的《劳动能力鉴定 职工工伤与职业病致残等级》（GB/T 16180-2014）的定义：劳动能力鉴定是指劳动能力鉴定机构对劳动者在职业活动中因工负伤或患职业病后，根据国家工伤保险法规规定，在评定伤残等级时通过医学检查对劳动功能障碍程度（伤残程度）和生活自理障碍程度做出的判定结论。这个定义包含了以下三层含义：①劳动能力鉴定是为劳动保障有关政策服务的，受工伤保险相关法规规范。②劳动能力鉴定须以医学检查为基础，现代医学是其归依。③劳动能力鉴定包括两项内容，即：劳动功能障碍程度和生活自理障碍程度的等级鉴定。两者互相关联，劳动功能障碍程度的鉴定中需参考生活自理障碍程度的因素，生活自理障碍程度的评定离不开劳动功能障碍程度的基础。根据标准中有关定级原则的规定，存在生活自理障碍等级的案例一般仅发生在劳动功能障碍程度达到一至四级者，多见于工伤一至三级者。

在劳动能力鉴定实践中，有一些原则须贯穿于医学检查和等级评定过程中。在这里我们将其归纳为：工伤范围原则、综合判定原则、等级划分原则、等级相应原则以及晋级原则。以下将结合案例详述此五项原则。

一、工伤范围原则

劳动能力鉴定应始终遵循工伤范围原则，即工伤是进行劳动能力鉴定的前提，劳动能力鉴定的伤害部位和功能障碍应是工伤的直接后果。这一原则我们也简称为范围原则。

我们强调工伤范围原则应是劳动能力鉴定实际操作中的前置原则，因为任何鉴定开始前首先必须明确鉴定的部位和范围，不能随意增加鉴定部位、扩大鉴定范围，这个范围和部位应以工伤认定的结论为主要依据。对一些存在争议的情形，应先甄别厘清鉴定范围，再进行伤残等级评定，否则难免南辕而北辙之谬。

掌握工伤范围原则，需注意一种特殊例外情况，即对原有伤残及合并症的处理。根据**标准总则 4.3 的规定：在劳动能力鉴定过程中，工伤或职业病后出现合并症，其致残等级的评定以鉴定时实际的致残结局为依据。**如受工伤损害的器官原有伤残或疾病史，即：单个或双器官（如双眼、四肢、肾脏）或系统损伤，本次鉴定时应检查本次伤情是否加重原有伤残，若加重原有伤残，鉴定时按实际的致残结局为依据；若本次伤情轻于原有伤残，鉴定时则按本次工伤伤情致残结局为依据。

须注意的是：**对原有伤残的处理适用于初次或再次鉴定，复查鉴定不适用本规则。**

案例 1　腰扭伤和 T12 陈旧性压缩性骨折

【简要病史】 王某，男性，53 岁。2007 年 9 月 27 日上午抬重物时腰扭伤。次日至社区卫生中心就诊，诊：腰扭伤。工伤认定"腰扭伤"。

【检查情况】 X 片：腰椎退行性变，T12 压缩性骨折；10 月 9 日 MRI：T12 椎体陈旧性压缩骨折，T11 信号异常，椎体周围软组织影。

【结论】 本案中腰扭伤后 2 周内 MRI 检查显示 T12 陈旧性骨折，可以确定非本次工伤造成，故鉴定结论为未达到工伤致残等级。

二、综合判定原则

综合判定原则是指劳动能力鉴定应在全面评估工伤造成的器官损伤、功能障碍和医疗护理依赖程度的基础上综合判定伤残程度。

综合判定原则参见**总则 4.1.1，判断依据：本标准依据工伤致残者于评定伤残等级技术鉴定时的器官损伤、功能障碍及其对医疗与护理的依赖程度，适当考虑了由于伤残引起的社会心理因素影响，对伤残程度进行综合判定分级。**

综合判定原则应全面贯穿于鉴定过程中,鉴定时应严格按照以下三个步骤检查并记录伤残情况:

- 首先检查器官损伤情况
- 其次检查功能障碍情况
- 医疗和护理依赖情况
- 一些特殊残情,导致社会心理因素影响应适当考虑其后果。

鉴定实践中特别强调在检查记录文书中除了有器官损伤的记录,还应有功能情况的记录,对没有功能障碍的,应对主要的阴性症状做简要记录。

案例 2 烧伤

【简要病史】杨某,男性,23岁。2010年7月工作中气体灼伤双上肢、胸部、两小腿等,烧伤面积38%,其中深Ⅱ度以上为20%。现遗留双手功能障碍。

【检查情况】一般情况可,胸部、双上肢、小腿增生性瘢痕约15%,以右前臂为著。双前臂邮票样植皮后疤痕,双肘、腕关节活动可,前臂旋转功能可,左手抓握基本正常。右手虎口狭窄(较对侧缩窄1/3),2~5指掌指关节活动度可,近、远侧指间关节活动重度受限,拇指仅能与食指对掌。

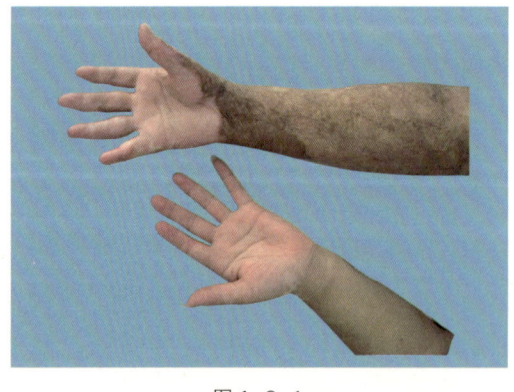
图 1-2-1

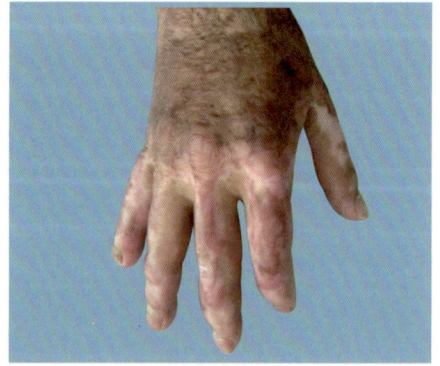
图 1-2-2

【结论】根据器官损伤情况,本案中烧伤后瘢痕面积为15%,可符合工伤九级9条;而根据功能障碍情况,可达到七级17条,故按照综合判定原则可符合为工伤致残程度七级17条。

三、等级划分原则（对号入座原则）

等级划分原则是指鉴定标准分十级530条，对于在标准条目中有明确条款的伤情，应严格按照相应条款就近就高套用条款，评定等级。我们也形象地称之为"对号入座原则"。

等级划分原则参见**总则4.6，等级划分根据条目划分原则以及工伤致残程度，将残情级别分为一至十级。最重为第一级，最轻为第十级。对本标准未列载的个别伤残情况，可根据上述原则，参照本标准中相应定级原则进行评定。**

等级划分原则要求很明确，对于条目中列明的伤情，就应该对号入座，绝无讨价还价的余地。在应用等级划分原则套用条目时，应注意核查上下相近等级关于同一伤情的划分，按照就近就高原则套入相应等级。

例如眼科条款中的**七级28条：一眼视力≤0.05，另一眼视力≥0.6和六级29条：一眼视力≤0.05，另一眼视力≥0.3**都是关于视力的条目。假如有一患者，其一眼视力≤0.05，另一眼视力为0.5。那么在套用条目时应根据就近就高原则，套入六级29条，评定为工伤致残程度六级。

等级划分原则是工伤鉴定的基础，在鉴定中应用非常广泛。

四、等级相应原则（补缺原则）

等级相应原则是指在工伤鉴定中遇到不能完全按530条条目对号入座的情况，可以按其器官损伤程度和功能障碍对劳动生活的影响程度对照相应的等级条目列级，在列入某一特定分类仍有欠缺不足时，可以列入相应等级中。我们形象地称之为"补缺原则"。

等级相应原则参见**附录A8，在实际应用中，如果仍有某些损伤类型未在本标准中提及者，可按其对劳动、生活能力影响程度列入相应等级。**

首先，补缺原则补标准中530条条目不能穷尽所有残情之缺。例如，新标准没有关于肌腱损伤后影响关节功能这种情况的条目。在实际操作中我们对这一类伤情可以按等级相应原则相应于十级处理。

其次，补缺原则可以补残情重于某些条目所指的情况之缺。例如条目中常见这种情况下运用补缺原则，需要鉴定人员对鉴定标准的框架非常熟悉，心中有一个完整的工伤等级评定的坐标体系。只有如此才能正确把握补缺的度，什么时候应该补，什么时候不应该补，所有决定都应该建立在对标准深刻理解的基础上。

案例3　足跟软组织坏死植皮术后

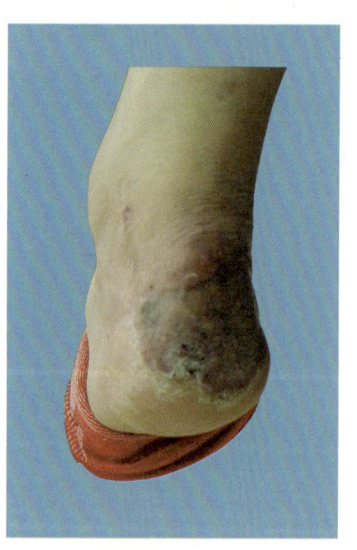

图 1-2-3

【简要病史】杨某，男性，24岁，2006年1月因钢锭砸伤左脚跟致左跟骨开放性撕脱骨折及左跟骨皮肤撕脱伤，急诊清创缝合后感染伴皮肤坏死，于同年3月行植皮术，术后皮肤完全存活。但自诉经常磨破，跑、跳受影响。

【检查情况】X片：左跟骨后方，跟骨结节下外方骨折，未影响足底及跟骨结节。体检见：左跟骨后方游离植皮处略凹陷，轻度色素沉着，皮肤较薄，可见破溃结痂区，目前无渗液。左踝关节伸屈良好。

【结论】本案中杨某跟骨骨折可符合十级12条，另外其足后跟部皮肤游离植皮存活后菲薄易破溃，对功能存在较显著影响，存在一定医疗依赖，故根据附录A8列入工伤致残程度九级。

五、晋级原则

晋级原则多用于多发伤和复合伤的鉴定，参见**总则4.2，晋级原则：对于同一器官或系统多处损伤，或一个以上器官不同部位同时受到损伤者，应先对单项伤残程度进行鉴定。如果几项伤残等级不同，以重者定级；如果两项及以上等级相同，最多晋升一级。**

晋级原则的操作步骤应坚持：①分别定级；②综合评判。在鉴定文书书写时也应分别列明哪个部位符合哪一条目，最后表述综合评定等级或晋级后等级。

需要指出的是，标准中晋级原则的表述为：**如果两项及以上等级相同，最多晋升一级，而不是应该或必须晋升一级。**

案例 4　胫骨平台骨折及 L2-4 椎体右侧横突骨折

【简要病史】杨某，女性，48 岁，2012 年 6 月车祸致左胫骨平台骨折，L2-4 椎体右侧横突骨折，右膝血肿伴韧带损伤，行左胫骨平台切开复位内固定术后。现内固定已取出。

【检查情况】骨折已愈合，左膝关节伸 0°，屈 >90°，右膝关节活动可，腰部无压痛。

【结论】分别符合九级 11 条（两个以上横突骨折）；九级 23 条（四肢长管状骨骨折内固定或外固定支架术后），根据晋级原则，评定为工伤致残程度八级，无生活自理障碍。

第三章 劳动能力鉴定标准条款中的判定依据类型

在进行劳动能力鉴定时准确筛选出所鉴定案例中可供作为判定依据的要素，是正确适用标准条款，准确做出劳动能力鉴定结论的重要前提。本章通过分析 530 条鉴定标准条款中涉及的判定依据要素的不同类别，及其相对应的评判时点，以期促进对 2014 版鉴定标准的认识和把握。

根据**总则 4.1 判断依据**：依据工伤致残者于评定伤残等级技术鉴定时的器官损伤、功能障碍及其对医疗与护理的依赖程度，适当考虑由于伤残引起的社会心理因素影响，对伤残程度进行综合判定分级。劳动能力鉴定标准中各等级划分中的条款正是以不同的器官损伤程度、功能障碍程度等情形为依据划定等级。仔细梳理分析这些情形涉及的参考要素可以分为四种类型：以功能及损伤后果为依据、以诊断为依据、以治疗方式为依据、混合依据类型。

一、以功能及后果为判定依据类型

以工伤后的功能情况和损伤造成的后果为依据设立条款的类型是四种类别中最大的一类。最典型条款如：**九级 16 条：一手食指 2～3 节缺失**，这是以损伤造成的后果为定级依据；**七级 2 条：截瘫肌力 4 级**，这是以功能障碍情况为定级依据。类似的条款如七级 24 条：下肢伤后短缩大于 2cm，但 ≤ 4cm 者；**七级 18 条：肩、肘关节之一损伤后遗留关节重度功能障碍**；标准分级系列中所有以视力、听力为判定依据的条款如**九级 27 条：一眼矫正视力 ≤ 0.3，另眼矫正视力 > 0.6；九级 30 条：**

双耳听力损失≥31 dB 或一耳损失≥71 dB；所有烧伤条款如**九级 9 条：全身瘢痕占体表面积≥5%** 等均属于这一类别。

以功能及损伤后果为依据的条款共有 327 条，在全部 530 条条款中占 62%。

适用这一类别的条款进行鉴定时，需要厘清工伤人员**在进行劳动能力鉴定时**的损伤情况和功能障碍情况后进行等级评定。

二、以诊断为主要判定依据类型

以诊断为定级参照对象的条款最典型的如**九级 12 条：脊柱压缩性骨折，前缘高度减少小于 1/2 者；九级 35 条：一侧下颌骨髁状突颈部骨折**等。此外如**十级 12 条：身体各部位骨折后无功能障碍或轻度功能障碍；九级 3 条：脑挫裂伤后无功能障碍**等条款，虽然有关于"功能障碍"程度的表述，但其主要参照的判定依据要素仍然是诊断，即：是否有骨折，是否有脑挫裂伤的诊断存在。标准中大部分职业病的条款都是以诊断为主要判定依据，必须看到，这些与职业病相关的诊断本身很多包含有程度和分期，本身就揭示了疾病的严重程度，如**七级 54 条：尘肺 I 期，肺功能正常；八级 74 条：二度牙酸蚀病**等等。

以诊断为参照对象的条款在全部标准条款中共占比 12%，共有 62 条，其中除职业病门类占 45 条外，其他大多数集中在九级、十级。这类条款虽然条目不多，但使用频度较多，盖因工伤鉴定中 9-10 级在总鉴定量中占比达 83%[①]。

适用这一类别的条款进行鉴定时，必须强调的是，仍然需要厘清工伤人员**在进行劳动能力鉴定时**的损伤情况和功能障碍情况，当明确无功能障碍或轻微功能障碍时，根据**其受伤时的伤害情况**的最终诊断对照标准条款进行定级。

三、以治疗方式（手术）为主要判定依据

以治疗方式为定级参照对象的条款最典型的如**九级 23 条：四肢长管状骨内固定或外固定支架术后；八级 14 条：3 个及以上节段脊柱内固定术后**等。

绝大部分普外科、胸外科条款，如**八级 43 条：肺段切除术；七级 42 条：胃**

切除 1/2；七级 47 条：**脾切除**等都属于这一类型。这部分条款往往既是手术方式，又是其后果。

这类条款共有 92 条，占比为 17%。92 条中分布在普外、胸外泌尿生殖科门的有 73 条。

适用这一类别的条款进行鉴定时，除需要厘清工伤人员**在进行劳动能力鉴定时**的损伤情况和功能障碍情况，还需要完整掌握工伤人员**诊疗过程中**的治疗方式和手术情况，根据最终诊断以及治疗和手术方式对照标准条款进行定级。

四、混合类型判定依据

混合类型的定级参考依据可以有不同的混合方式，①诊断＋后果类，典型条款如**六级 66 条：尘肺 I 期伴肺功能轻度损害及（或）轻度低氧血症**等。②治疗＋后果类，如**七级 40 条：食管重建术后伴反流性食管炎；四级 41 条：肝切除 1/2，肝功能轻度损害**等。③诊断＋治疗＋后果类，如**八级 41 条：上、下颌骨骨折，经牵引、固定治疗后有功能障碍者；七级 31 条：单眼外伤性青光眼术后，需用药物控制眼压者**等。

判定依据为混合类的条款总计有 49 条，占比 9%。

适用这一类别的条款进行鉴定时，需要全面观照工伤人员**完整诊疗过程和在进行劳动能力鉴定时**的损伤情况和功能障碍情况，根据诊断、治疗方式以及功能障碍情况进行定级。

综观劳动能力鉴定标准条款中判定依据的类型，回看**总则 4.1 判断依据：依据工伤致残者于评定伤残等级技术鉴定时的器官损伤、功能障碍及其对医疗与护理的依赖程度，适当考虑了由于伤残引起的社会心理因素影响，对伤残程度进行综合判定分级**。我们可以得出以下结论：

1. 劳动能力鉴定必须立足**"工伤致残者于评定伤残等级技术鉴定时"**这个时点，动态全面地把握被鉴定人的诊断、治疗情况以及器官损伤和功能障碍等情况进行定级。部分以受伤时的诊断为依据的案例，其隐含的前提是做鉴定时其无功能障碍或功能障碍较轻，以受伤时的伤害诊断来定级体现了对工伤职工的社会心理影响的适当考虑。

2. 劳动能力鉴定专家书写和记录的鉴定文书必须包含以下内容：**① 简要病史：**何时、发生何种伤害、最终诊断、所做治疗情况等。**② 检查情况：**器官缺损、功能障碍情况以及特殊检查结果等。特别需要指出的是，记录检查情况时重要的阴性体征必须载明。注意尽可能扣住相应条款记录定级依据，如适用十级 12 条时，应记录何处骨折；适用九级 23 条时，必须记录做内固定情况。**③ 鉴定结论：**应载明鉴定依据和鉴定结论，涉及多部位、多器官损伤的鉴定案例，还应对各部位分别评定伤残等级，最后按总则 **4.2 晋级原则** 综合定级。

注 ①：根据上海市 2015—2018 年间工伤鉴定统计数据。

第四章　2014版劳动能力鉴定标准的特点

2014版劳动能力鉴定标准修订是在保持现行标准基本框架不变的基础上，对各地在实践中反映集中的、普遍的、突出的"问题"条款进行适当的修订和完善，修订工作是本着以人为本、统筹协调、公平公正为原则，以精简、实用、提高可操作性为导向，以努力减少标准执行中的矛盾和争议为目标，按"小修"而不是"大改"的总体要求进行，力求使劳动能力鉴定标准更加科学、规范、合理，以推动工伤保险制度的进一步完善。

一、标准修订的主要内容

（一）相应等级增加"定级原则"的表述

"定级原则"是制订各致残等级的主要技术依据，是标准的重要组成部分，"定级原则"置于等级头条可大大丰富标准的内涵，提高标准的权威性解读，使鉴定专家对致残等级标准有个整体认识，减少错综复杂的伤情在等级鉴定时无对应条款可依的矛盾，特别是对复合性损伤的处理，在具体条款不能穷尽所有伤情的情况下，"定级原则"的全面指导性和普适性特点能为鉴定专家全面分析、综合考虑、合理评定致残等级提供很大的帮助。

（二）关于条款细化、量化问题

本次标准修订过程中，各地普遍要求将条款进一步细化、量化，特别是对工伤发生率最多的手外伤的评级条款进行细化、量化，使各种类型的创伤都能有分值对应条款。为此，标准修订组对建议进行了专门研究，并在骨科专家杨庆铭教授的主持下，设计了"手、足功能缺损评估参考图表"，《参考图表》评出的分值与现行致残鉴定等级标准基本吻合，该图表将抽象文字表述变为直观的图形，简洁、清晰、实用，可减少目前手、足外伤条款相对不够用的矛盾。根据使用规则，"手、足功能缺损评估参考图表"是为复杂特殊矛盾时提供新的处理手段和依据，是对现行鉴定标准的进一步补充，而不是对现行鉴定标准条款的取代。

（三）关于"骨折内固定术后"修订

本次标准修订征询意见时，要求修改九级23条"骨折内固定术后，无功能障碍者"的呼声较大。主要质疑是四肢长管状骨骨折与手指普通骨折等级相同造成的不平衡的矛盾。比较一致的修改意见是将四肢长管状骨的骨折定九级，手指普通骨折定十级比较合理。标准修订专家组经过研究提出的修订意见是用"四肢长管状骨骨折内固定术或外固定支架术后"取代九级23条"骨折内固定术后，无功能障碍者"。因手指普通骨折不在四肢长管状骨骨折的范围，可排除手指普通骨折定九级的不平衡矛盾。

（四）关于关节功能障碍的修订

关节功能障碍程度是劳动能力鉴定的重要内容，现有的骨科鉴定标准条款大多有与关节功能障碍程度有关的表述。在标准修订调研时，各地专家对关节功能障碍程度的原有界定反馈意见很多，大家一致认为只有对关节功能障碍进行有效的量化之后，才能保证各地在工伤鉴定时做到公平和准确。为此，本次修订中采用定性定量相结合的方法对关节功能障碍程度的判定基准进行了适当调整，调整后将会对关节功能障碍程度的把握、提高操作性和准确性有所帮助。

（五）关于脊柱骨折的修订

脊柱骨折是工伤事故中发生率较高的伤情，同时也是各地在鉴定时把握口径不甚统一的伤情之一。本次修订过程中，专家工作组充分听取了各地专家的意见和建议，调整完善了个别条款的等级，如将九级13条"3个节段脊柱内固定术"调整到八级；在九级中增加"1~2节脊柱节段内固定术"；同时引入了"稳定性骨折"

和"不稳定性骨折"的概念,并在判定基准中对脊柱稳定性骨折和不稳定性骨折作了较为明确的界定。

(六)增加"肌腱及韧带撕裂伤"条款

工伤事故中,除骨折外,肌腱及韧带撕裂伤十分常见,但现行标准仅规定膝关节交叉韧带伤修补术后为九级,而四肢大关节中的其他肌腱及韧带损伤对关节功能的影响却被忽视,这对维护当事人的合理要求、减少矛盾是不利的。对此,本次标准修订增加了"四肢大关节肌腱及韧带撕裂伤术后遗留轻度功能障碍"为十级,弥补了肌腱及韧带撕裂伤鉴定条款的空白。

(七)对定义模糊、极易产生歧义条款的修改

本次修订过程中部分省、市反映,标准中的个别条款定义模糊,容易产生歧义。例如,总则中心理障碍的定义是对一些特殊残情,在评定伤残等级时,应适当考虑心理障碍导致的后果。工伤是会造成部分人因心理负担过重导致心理障碍,并影响他们的生活质量,但心理障碍的产生与伤者本身的心理素质有关,鉴定时适当考虑心理障碍较难把握,有时心理障碍被当事人利用很容易引发矛盾争议;工伤的心理障碍可作为培训内容讲解,不适合在标准中出现。还有"性功能障碍"、"体力劳动时呼吸困难""椎间盘突出症未做手术者"等,而这些条款在附录中均有明确的定义,因此,专家工作组研究后决定将附录中有明确定义的内容写入对应的条款中。例如,"性功能障碍",根据附录的定义,修订为"脊髓神经周围神经损伤,或盆腔、会阴手术后性功能障碍"。又如,"椎间盘突出症未做手术者",根据附录的定义,修订为"急性外伤导致椎间盘髓核突出,并伴神经刺激征者"。修订后的条款表述清晰,提示性、针对性明显增强,对减少歧义,消除矛盾会有很大的帮助。现行标准中类似的条款均按上述要求进行了修订。另外,本次修订还对急性腰椎间盘突出症的诊断和治疗时限均提出了明确的要求,防止非工伤引起的陈旧性或退行性腰椎间盘改变而认定为工伤的情况。

(八)取消年龄和生育在致残评级中的影响

工伤导致的身体伤害与年龄、是否生育没有必然的联系,各人的年龄和生育

是一个动态的过程，人为加入此因素对被鉴定人造成歧视性不公平。例如，条款规定 35 岁前脾脏切除是六级，35 岁后脾脏切除是七级。伤情相同却因年龄不同而造成的等级差别极易产生矛盾。再如本标准在使用说明中提到随年龄增长出现的退行性改变，如骨性关节炎等，不适用本标准。但具体条款又规定，年龄在 50 岁以下的外伤性骨性关节炎伴腰痛可定十级。实际上 50 岁上下的骨性关节炎是伤还是病，实践中是判断难，操作也难，还易产生矛盾纠纷。相类似伤情可按骨、关节损伤或功能障碍处理。其他有关是否生育在定级中的影响因素也通过修订进行了完善。

（九）关于增加"腹腔脏器损伤"

现行标准外科部分对腹腔脏器的损伤罗列过细，条款达 180 多条，造成外科部分条款碎片化现象，且在格式上与其他科门也明显不统一、不协调。因此，本次标准修订时对部分外科条款进行了适当归并；腹腔脏器损伤探查修补术和腹腔脏器损伤保守治疗后分别放在九级和十级；这样既可以部分解决外科条款碎片化现象，又适当扩大了条款的覆盖面，同时又可以兼顾到器官切除及其功能影响等因素。

（十）关于眼科部分的修改

在调研中有鉴定专家反映眼科部分条款覆盖范围窄，要求根据眼科损伤情况增加相应条款。针对该情况，本次修订时将附录中的"视力减弱补偿率"添加了使用说明，指导眼科鉴定专家正确使用"视力减弱补偿率"。眼科专家可通过检查后对照"视力减弱补偿率"来弥补眼科条款不够的矛盾，不再需要增加新的眼科条款。另外，眼科专家对五级"一侧眼球摘除"条款反映较多，本次修改完善为"一侧眼球摘除；或一侧眼球明显萎缩，无光感"并由五级调整为六级，修改完善后该条款与其他眼睛伤残等级间较平衡合理。

二、标准修订的其他内容

（一）删除或调整部分

本次标修订过程中对现行标准中明显不合理甚至矛盾的条款进行了删除或调整。例如，九级"颈部瘢痕畸形，不影响活动"，瘢痕畸形既没大小限制，又不影响活动，单列出来后的自由解释空间太大，很容易产生矛盾。在现行标准中，对发生在面部和躯体部位的瘢痕是有条款可依的，故予删除。再如四级"尿道狭窄，需定期行扩张术"，各地反映"定期扩张"界定含糊，尿道狭窄定为四级与其他损伤比较也明显偏高。经专家组综合平衡后修订为"尿道狭窄治疗一年后仍需定期行扩张术"并下调为六级。还有十级 10 条"除拇指外，余 3～4 指末节缺失"，该条也是反映较多条款之一，该条款经专家工作组综合平衡后上调为九级。其他如"一侧颧骨并颧弓骨折"为七级，而"双侧颧骨并颧弓骨折"却是八级，存在明显不合理甚至矛盾，修订时做了相应的调整。

（二）取消"神经电生理检查"的硬性规定

工伤鉴定标准是面向大众的公开标准，检查可为鉴定结论提供更科学合理的依据，但检查项目和方式不宜硬性规定，是否要做临床检查及要做什么样的检查要根据当地的社情民意和医疗条件由专家决定。

（三）原有伤残及合并症的处理问题

关于原有伤残及合并症的处理问题，在调研阶段来自专家和鉴定管理部门要求修改的呼声较多，标准修订组经过认真分析论证，提出最后的修改方案是：对原有伤残及合并症的处理。根据标准总则 4.3 的规定：在劳动能力鉴定过程中，工伤或职业病后出现合并症，其致残等级的评定以鉴定时实际的致残结局为依据。如受工伤损害的器官原有伤残或疾病史，即：单个或双器官（如双眼、四肢、肾脏）或系统损伤，本次鉴定时应检查本次伤情是否加重原有伤残，若加重原有伤残，鉴定时按实际的致残结局为依据；若本次伤情轻于原有伤残，鉴定时则按本次工伤伤情致残结局为依据。

该修改方案既考虑了工伤职工原有伤残，又客观公正地提出了处理原则，我们认为修改方案更有利于维护工伤人员的正当权益，减少鉴定工作中的矛盾冲突。须注意的是：对原有伤残的处理适用于初次或再次鉴定，复查鉴定不适用本规则。

（四）关于"生活自理障碍"的问题

原标准中根据 5 项生活自理内容将生活自理障碍分为 3 级：完全生活自理障

碍符合 5 项，大部分生活自理障碍符合 3 项，部分生活自理障碍符合 1 项。在调研时，有地方反映生活自理障碍设计不够严谨，因将符合 2 项和 4 项生活自理障碍的情况遗漏，使工伤人员及其单位对生活自理障碍产生误解，故本次修订完善为：符合 1~2 项内容的为部分生活自理障碍；符合 3~4 项内容的为大部分生活自理障碍。另外，在一级、二级工伤分级原则中增加了"部分生活自理障碍"的表述，鉴定专家可根据伤情实事求是地选择更准确更合理的生活自理障碍等级。

（五）关于智能障碍的等级评定前的测查

本次修订明确：工伤等级鉴定时不强求必须做记忆商或智商等测查，强调鉴定时需结合受伤时的病理基础、日常就诊记录及现场检查等多方情况综合评判，已有的记忆商（MQ）、智商（IQ）的测查结果仅供鉴定致残等级时参考。

（六）周围神经损伤造成的肌瘫与骨科外伤造成的缺失或功能障碍间的平衡

原标准中周围神经损伤造成的瘫痪与骨科外伤导致的肢体缺失或功能障碍间存在失衡现象，尤其是手、足部位的一些条款，如四级 5 条 "一手全肌瘫肌力≤2 级" 和五级 13 条 "一侧前臂缺失"、五级 14 条 "一手功能完全丧失"。在征询意见座谈会上有专家对此提出了意见。考虑到上述两种是不同原因造成的伤残后果，因此本次修订中对其中几条明显存在失衡现象的条款通过上下调整等级进行了平衡处理。

（七）关于职业病

本次修订征求意见阶段，有省市提出职业病的修订意见，从汇总整理的意见看，各省市对职业病的修订意见存在较大差异，部分省市认为职业病鉴定标准普遍偏松，如尘肺伴肺结核应随着医学的发展适当调低原有等级；也有部分省市认为有些职业病条款鉴定标准偏严，等级偏低；还有的省市认为还应对职业性中毒进一步细化完善，引入更多的检查指标。专家组认为，职业病在工伤中具有特殊性，如占绝大部分的呼吸系统职业病就不存在医疗终结问题，其发病和发展过程与普通工伤不能完全对等看待，目前的鉴定条款基本包括了所有已认识到的职业病。另外，现行职业病鉴定条款执行以来也被专家、患者和社会广泛认同接受，本次不做修订可能更有利于维护职业病鉴定标准的延续性和稳定性，更有利于保障职业病患者的权益。

三、本次标准修订涉及具体内容与条款简表

本次标准修订涉及具体内容与条款简表

变动内容（依据原标准）	变动方式	说明
总则 4.1.4 生活自理障碍	部分生活自理障碍明确为一项或两项，大部分生活自理障碍明确为三项或四项	
总则 4.1.5 心理障碍	删除：心理障碍	心理障碍的把握放在培训时讲解
总则 5 定级原则	一至十级明确放到附录 B 每级具体条款前面；表述上，在一、二级定级原则中添加了"部分护理"，十级中"无功能障碍"改为"无功能障碍或轻度功能障碍"	
总则 6.1.4 癫痫	"系统治疗二年"改为"系统治疗一年"。同时重度癫痫和中度癫痫各下调一个等级	癫痫在操作上难度较大，且中重度癫痫与轻度癫痫之间级差太大
总则 6.2.4 关节功能障碍	对关节功能障碍采用定性定量结合予以界定	
附录 A.6 创伤性骨性关节炎的年龄界定	删除。因十级 4 条删除，本处不再界定	
附录 A.7 女性面部毁容年龄界定	删除。消除人为造成的性别差异	
附录 A.8 视力减弱补偿率	添加使用说明	
附录 A.11 脾切除年龄界定	删除。脾切除条款合并，不再区分是否 35 岁	
附录 A.7	增加系统治疗的定义	
附录 C.1.7 关于定级原则	表述上做了适当调整	
附录 C.2.3 智能损伤说明	智能损伤说明作了适当调整，不再硬性规定记忆商和智商的测定，而是强调智能评定应结合日常就诊记录、受伤病理基础等多方面综合评判	

（续表）

变动内容（依据原标准）	变 动 方 式	说 明
附录 C.2.6 癫痫	关于癫痫的评判作了适当调整，强调评判时要有癫痫的病理基础，同时结合日常就诊记录等信息综合判断	
附录 C.2.12 脑叶切除合并人格改变或边缘智能	删除，已在具体条款中明确	
附录 C.3.7 神经根性疼痛的诊断	适当调整，取消电生理检查的硬性规定，根据当地医疗条件和评判需要安排适宜的检查	
附录 C.3.11 面部异物色素沉着	取消面部异物色素沉着性别和年龄的因素表述	
附录 C.5.9 生殖功能损害	附录中内容删除，直接放到条款中	
附录 C.5.10 性功能障碍的界定	附录中内容删除，直接放到条款中	
附录 C.6.11 职业病鉴定时效规定	删除，职业病和其他工伤都一样，只要病情发生变化都可以按照社会保险法规的规定申请重新鉴定，没必要硬性规定必须 1~2 年鉴定一次	
附录 C3.12 椎间盘突出症	从操作性上作了相应的修改和界定	
"无功能"和"功能完全丧失"	将条款中所有"无功能"表述统一表述为"功能完全丧失"	
一级 8 条"双下肢高位缺失及一上肢高位缺失"	完善为"双下肢膝上缺失及一上肢肘上缺失"	
二级 5 条"双手全肌瘫肌力 ≤ 3 级"	完善为"双手全肌瘫肌力 ≤ 2 级"	与二级 9 条不平衡

（续表）

变动内容（依据原标准）	变 动 方 式	说 明
二级10条"双下肢高位缺失"	删除	包含在二级13条中
二级12条"双膝双踝僵直于非功能位"	删除	包含在二级12条中，同时将二级12条的伤残范围明确为"双膝、双踝"
二级15条"同侧上、下肢瘢痕畸形，功能完全丧失者"	完善为"同侧上、下肢缺失或功能完全丧失"	
二级19条"双侧上颌骨完全缺损" 二级20条"双侧下颌骨完全缺损"	完善为"双侧上颌骨或双侧下颌骨完全缺损"	
二级21条"一侧上颌骨及对侧下颌骨完全缺损，并伴有颜面软组织缺损 >30 cm²"	完善为"一侧上颌骨及对侧下颌骨完全缺损，并伴有颜面软组织损伤 >30 cm²"	
三级1条"精神病性症状表现为危险或冲动行为者"	完善为"精神病性症状，经系统治疗1年以后仍表现为危险或冲动行为者"	
三级2条"精神病性症状致使缺乏生活自理能力者"	完善为"精神病性症状，经系统治疗1年以后仍缺乏生活自理能力者"	
三级13条"一侧肘上缺失"	下调到四级12条	与五级13条相比，级差太大
三级14条"一手功能完全丧失，另一手拇指对掌功能丧失"	完善为"一手功能完全丧失，另一手拇指功能完全丧失"	
三级15条"双髋、双膝关节中，有一个关节缺失或无功能及另一关节伸屈活动达不到 0~90°"	完善为"双髋、双膝关节中，有一个关节缺失或功能完全丧失及另一关节重度功能障碍"	

（续表）

变动内容（依据原标准）	变 动 方 式	说 明
三级 21 条"一侧眼球摘除或眶内容物剜出，另眼矫正视力 < 0.1 或视野 ≤ 24%（或半径 ≤ 15°）"	完善为"一侧眼球摘除或眼内容物剜出，另眼矫正视力 < 0.1 或视野 ≤ 24%（或半径 ≤ 15°）"	
三级 23 条"静止状态下或仅轻微活动即有呼吸困难（喉源性）"	完善为"喉或气管损伤导致静止状态下或仅轻微活动即有呼吸困难"	
三级 25 条"一侧上颌骨完全缺损，伴颜面部软组织缺损 >30cm^2" 三级 26 条"一侧下颌骨完全缺损，伴颜面部软组织缺损 >30cm^2"	完善为"一侧上颌骨或下颌骨完全缺损，伴颜面部软组织损伤 >30 cm^2"	
四级 2 条"精神病性症状致使缺乏社交能力者"	完善为"精神病性症状，经系统治疗 1 年后仍缺乏社交能力者"	
四级 5 条"一手全肌瘫肌力 ≤ 2 级"	下调到五级 4 条	与五级 13 条、14 条不平衡
四级 15 条"双膝以下缺失或无功能"	上调到三级 14 条	与三级 6 条、二级 14 条不平衡
四级 21 条"一侧上颌骨缺损 1/2，伴颜面部软组织缺损 >20cm^2"	完善为"一侧上颌骨缺损 1/2，伴颜面部软组织损伤 >20cm^2"	
四级 22 条"下颌骨缺损长 6cm 以上的区段，伴口腔、颜面软组织缺损 >20cm^2"	完善为"下颌骨缺损长 6cm 以上的区段，伴口腔、颜面软组织损伤 >20cm^2"	
四级 49 条"尿道狭窄，需定期行扩张术"	完善为"尿道狭窄经系统治疗一年后仍需定期行扩张术"，下调到六级 57 条	尿道狭窄多不用终生扩张，放到四级属完全丧失劳动能力明显偏高

（续表）

变动内容（依据原标准）	变动方式	说明
五级 5 条 "一手全肌瘫肌力 3 级"	下调到六级 7 条	与五级 13 条不平衡
五级 12 条 "脊柱骨折后遗 30°以上侧弯或后凸畸形，伴严重根性神经痛（以电生理检查为依据）"	完善为 "脊柱骨折后遗 30°以上侧弯或后凸畸形，伴严重根性神经痛"	
五级 15 条 "肩、肘、腕关节之一功能完全丧失"	完善为 "肩、肘关节之一功能完全丧失"	腕关节功能完全丧失放在七级 19 条
五级 25 条 "一眼矫正视力 < 0.05，另眼矫正视力 ≤ 0.2 ~ 0.25"	完善为 "一眼矫正视力 < 0.05，另眼矫正视力 ≤ 0.2"	
五级 28 条 "一侧眼球摘除者"	完善，下调到六级 27 条 "一侧眼球摘除；或一侧眼球明显萎缩，无光感"	与其他眼科条款不平衡
五级 33 条 "一侧上颌骨缺损 > 1/4，但 < 1/2，伴软组织缺损 >10cm^2，但 < 20 cm^2"	完善为 "一侧上颌骨缺损 > 1/4，但 < 1/2，伴软组织损伤 >10cm^2，但 < 20cm^2"	
五级 34 条 "下颌骨缺损长 4cm 以上的区段，伴口腔、颜面软组织缺损 >10cm^2"	完善为 "下颌骨缺损长 4cm 以上的区段，伴口腔、颜面软组织损伤 >10cm^2"	
五级 44 条 "十二指肠憩室化"	删除	
五级	增加 "四肢大关节之一人工关节术后遗留重度功能障碍"	
五级 57 条 "未育妇女子宫切除或部分切除" 七级 58 条 "已育妇女子宫切除或部分切除"	完善为 "子宫切除"，放六级 64 条	
五级 59 条 "未育妇女双侧输卵管切除" 七级 60 条 "已育妇女双侧输卵管切除"	完善为 "双侧输卵管切除"，放六级 65 条	

（续表）

变动内容（依据原标准）	变动方式	说明
五级 58 条"已育妇女双侧卵巢切除" 四级 51 条"未育妇女双侧卵巢切除"	完善为"双侧卵巢切除"，放五级 53 条	
五级 62 条"未育妇女双侧乳腺切除" 六级 61 条"已育妇女双侧乳腺切除" 六级 62 条"女性双侧乳房完全缺损或严重瘢痕畸形"	完善为"女性双侧乳房切除或严重瘢痕畸形"，放六级 63 条	
五级 55 条"双侧输精管缺损，不能修复"	下调到六级 61 条	与女性输卵管缺损放在相同等级
五级 63 条"肺功能中度损伤"； 五级 64 条"中度低氧血症"	完善为"肺功能中度损伤或中度低氧血症"	
六级 2 条"精神病性症状影响职业劳动能力者"	完善为"精神病性症状，经系统治疗 1 年后仍影响职业劳动能力者"	
六级 9 条"不完全性失语"	完善为"不完全性感觉性失语"	
六级 14 条"脊柱骨折后遗小于 30°畸形伴根性神经痛（神经电生理检查不正常）"	删除	原条款范围太宽泛，操作性不强。若有不稳定脊柱骨折伴肢体瘫或其他功能障碍可以引用六级 4 条
六级 15 条"单纯一拇指完全缺失，或连同另一手非拇指二指缺失"	完善为"一手一拇指完全缺失，连同另一手非拇指二指缺失"	
六级 19 条"一侧踝以下缺失" 六级 20 条"一侧踝关节畸形，功能完全丧失"	完善为"一侧踝以下缺失；或踝关节畸形，功能完全丧失"	

（续表）

变动内容（依据原标准）	变动方式	说明
六级25条"一髋或一膝关节伸屈活动达不到0~90°"	完善为"一髋或一膝关节功能重度障碍"	
六级35条"一侧上颌骨缺损1/4,伴口腔颜面软组织缺损＞10cm²"	完善为"一侧上颌骨缺损1/4,伴口腔颜面软组织损伤＞10cm²"	
六级37条"舌缺损＞1/3,但＜1/2" 五级35条"舌缺损＞1/3,但＜2/3"	完善为"舌缺损＞1/3,但＜2/3",放六级38条	
六级53条"青年脾切除" 七级53条"成人脾切除"	完善为"脾切除",放七级47条	
七级	增加"不完全性运动性失语"	
七级6条"中毒性周围神经病重度感觉障碍"	完善为"中毒性周围神经病致深感觉障碍"	与原附录C2.14对应
七级14条"骨盆骨折后遗产道狭窄（未育者）"	删除	
七级15条"骨盆骨折严重移位,症状明显者"	完善为"骨盆骨折内固定术后,骨盆环不稳定,骶髂关节分离"	
七级16条"一拇指指间关节离断"	下调到八级17条	原等级偏高,且与九级拇指条款存在歧义
七级17条"一拇指指间关节畸形,功能完全丧失"	下调到八级18条	
七级20条"肩、肘、腕关节之一损伤后活动度未达功能位者"	完善为"肩、肘关节之一损伤后遗留关节重度功能障碍"	
七级	增加"一腕关节功能完全丧失"	
七级22条"一足除拇趾外,其他四趾瘢痕畸形,功能完全丧失"	下调到八级22条	与七级21、23条不平衡,且没有考虑到拇趾的重要性

（续表）

变动内容（依据原标准）	变动方式	说明
七级24条"四肢大关节人工关节术后，基本能生活自理"	完善为"四肢大关节之一人工关节术后，基本能生活自理"	
七级25条"四肢大关节创伤性关节炎，长期反复积液"	完善为"四肢大关节之一关节内骨折导致创伤性关节炎，遗留中重度功能障碍"	
七级26条"下肢伤后短缩大于2cm，但<3cm者"	完善为"下肢伤后短缩大于2cm，但≤4cm者"	
七级37条"一侧颧骨并颧弓骨折"	下调到九级36条	与其他伤残严重不平衡
七级38条"一侧下颌骨髁状突颈部骨折"	下调到九级35条	
七级39条"双侧颧骨并颧弓骨折，无功能障碍者"	删除	与八级42条相似
七级45条"肺功能轻度损伤"	下调到八级36条	与其他伤残不平衡，且肺功能测定本身有难度
七级59条"未育妇女单侧卵巢切除" 八级65条"已育妇女单侧卵巢切除"	完善为"单侧卵巢切除"，放八级66条	
七级62条"未育妇女单侧乳腺切除" 八级13条"女性一侧乳房缺损或严重瘢痕畸形" 八级67条"已育妇女单侧乳腺切除"	完善为"女性单侧乳房切除或严重瘢痕畸形"，放八级67条	
八级1条"人格改变"	完善，上调到七级7条"人格改变或边缘智能，经系统治疗1年后仍存在社会功能明显受损者"	原等级偏低，且七级没有颅脑外伤条款可用
八级7条"脑叶切除术后无功能障碍"	完善为"脑叶部分切除术后"	

(续表)

变动内容（依据原标准）	变动方式	说明
八级15条"脊椎压缩骨折，椎体前缘总体高度减少1/2以上者"	完善为"脊椎压缩性骨折，椎体前缘高度减少1/2以上者或脊椎不稳定性骨折"	
八级22条"四肢大关节创伤性关节炎，无积液"	完善为"四肢大关节之一关节内骨折导致创伤性关节炎，遗留轻度功能障碍"	
八级43条"双侧多根多处肋骨骨折致胸廓畸形"	完善为"双侧≥3根肋骨骨折致胸廓畸形"	
八级63条"性功能障碍"	完善为"脊髓神经周围神经损伤，或盆腔、会阴手术后性功能障碍"	
八级66条"已育妇女单侧输卵管切除"	完善为"单侧输卵管切除"	
九级2条"中毒性周围神经病轻度感觉障碍"	完善为"中毒性周围神经病致浅感觉障碍"	
九级9条"颈部瘢痕畸形，不影响活动"	删除	
九级12条"两个以上横突骨折后遗腰痛"	完善为"两个以上横突骨折"	
九级13条"三个节段脊柱内固定术"	完善，上调到八级"3个及以上节段脊柱内固定术"	术后多遗留功能障碍，原等级偏低
九级15条"椎间盘切除术后无功能障碍"	完善为"椎间盘髓核切除术后"	
九级	增加"1~2节脊柱内固定术"	
九级18条"一拇指指间关节功能丧失"	完善为"一拇指指间关节僵直于功能位"	
九级22条"患肢外伤后一年仍持续存在下肢中度以上凹陷性水肿者"	删除	引起下肢水肿的原因太多
九级23条"骨折内固定术后，无功能障碍者"	完善为"四肢长管状骨骨折内固定术或外固定支架术后"	

（续表）

变动内容（依据原标准）	变动方式	说明
九级 24 条 "外伤后膝关节半月板切除、髌骨切除、膝关节交叉韧带修补术后无功能障碍"	完善为 "外伤后膝关节半月板切除、髌骨切除、膝关节交叉韧带修补术后"	
九级	增加 "髌骨、跟骨、距骨、下颌骨或骨盆骨折内固定术后"	
八级 49 条 "十二指肠带蒂肠片修补术" 八级 53 条 "胆道修补术" 八级 59 条 "输尿管修补术" 九级 35 条 "肺修补术" 九级 39 条 "食管修补术" 九级 37 条 "膈肌修补术" 九级 40 条 "胃修补术后" 九级 41 条 "十二指肠修补术" 九级 42 条 "小肠修补术后" 九级 43 条 "结肠修补术后" 九级 44 条 "肝修补术后" 九级 46 条 "开腹探查术后" 九级 47 条 "脾修补术后" 九级 48 条 "胰修补术后" 九级 49 条 "肾修补术后" 九级 50 条 "膀胱修补术后" 九级 51 条 "子宫修补术后" 九级 53 条 "阴道修补或成形术后" 十级 45 条 "卵巢修补术后" 十级 46 条 "输卵管修补术后"	完善为 "腹腔脏器探查术或修补术后"，放九级	
十级 4 条 "外伤后受伤节段脊柱骨性关节炎伴腰痛，年龄在 50 岁以下者"	删除	伤病难以分辨，50 岁没有依据。且有相应的关节和骨折条款可用
十级 5 条 "椎间盘突出症未做手术者"	完善为 "急性外伤导致椎间盘髓核突出，并伴神经刺激征者"	

（续表）

变动内容（依据原标准）	变动方式	说明
十级10条"除拇指外，余3～4指末节缺失"	上调到九级	与十级6条和骨折条款不平衡
十级14条"身体各部位骨折愈合后无功能障碍"	完善为"身体各部位骨折愈合后无功能障碍或轻度功能障碍"	
十级	增加"四肢大关节肌腱及韧带撕裂伤术后遗留轻度功能障碍"	
十级40条"肝外伤保守治疗后" 十级41条"胰损伤保守治疗后" 十级42条"脾损伤保守治疗后" 十级43条"肾损伤保守治疗后" 十级44条"膀胱外伤保守治疗后"	完善为"腹腔脏器挫裂伤保守治疗后"	
十级39条"开胸探查术后"	上调到九级	与开腹探查不平衡

2014版职工工伤
劳动能力鉴定标准应用指南

第二部分
应用篇

第一章　手外伤及手、足部功能缺损评估参考图表的应用

手，是人类进行日常生活和从事生产劳动的重要器官，人类活动每时每刻都要使用到手；因此，也是在工伤事故中发生概率最高的部位。在上海市 2008 年取样的 7 198 件工伤案例中，手外伤（不含单独的腕关节损伤）为 2 760 件，占比约 38.3%。

手外伤的情况包罗万种，但是标准条款却是有限的，不能完全满足鉴定实际需要。在 2014 版标准修订中经过反复论证，提出了"手、足部功能缺失量化"的定级方式，希望能够补足标准条款有限的不足，对鉴定实践起到有益的推动作用。

表 1　手、足功能缺失分值定级区间参考表

级　别	分　值	级　别	分　值
一级	—	六级	51~80 分
二级	>150 分	七级	31~50 分
三级	126~150 分	八级	21~30 分
四级	101~125 分	九级	11~20 分
五级	81~100 分	十级	≤10 分

手、足部功能缺失量化参考图：

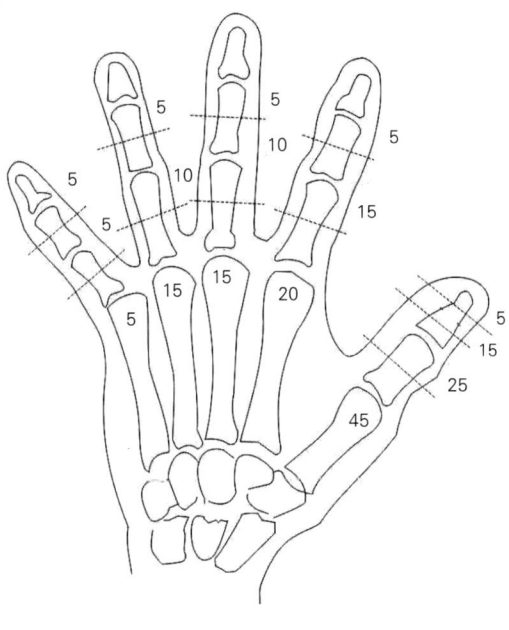

图 2-1-1

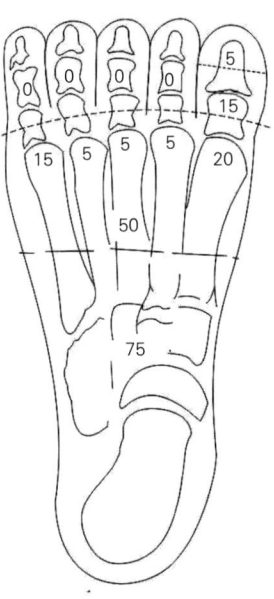

图 2-1-2

表2 手、腕部功能障碍评估参考表

		功能障碍程度与分值定级		
		僵直于非功能位	僵直于功能位或<1/2关节活动度	轻度功能障碍或>1/2关节活动度
拇指	第一掌腕/掌指/指间关节均受累	40	25	15
	掌指、间关节同时受累	30	20	10
	掌指、间单一关节受累	20	15	5
食指	掌指、间关节均受累	20	15	5
	掌指或近侧指间关节受累	15	10	0
	远侧指间关节受累	5	5	0
中指	掌指、间关节均受累	15	5	5
	掌指或近侧指间关节受累	10	5	0
	远侧指间关节受累	5	0	0
环指	掌指、间关节均受累	10	5	5
	掌指或近侧指间关节受累	5	5	0
	远侧指间关节受累	5	0	0
小指	掌指、间关节均受累	5	5	0
	掌指或近侧指间关节受累	5	5	0
	远侧指间关节受累	0	0	0
腕关节	手功能大部分丧失伴腕关节受累	10	5	0
	单纯腕关节受累	40	30	20

注一：单手、单足部分缺失及功能障碍定级说明。

1. 手、足功能缺损量化参考图表不能代替标准条款，条款中有列举的伤情应优先参照条款定级。只有在现有条款未能列举的伤残情况下，可以参照本图表量化评估定级。

2. 图2-1-1中将每一手指划分为远、中、近三个区域，依据各部位功能重要性给予不同分值。手部分缺失离断的各种情形可按不同区域分值累计相加，参考定级。图2-1-2使用与图2-1-1同理。

3. 表2中将手指各关节及腕关节功能障碍的不同程度分别给予不同分值，各种手功能障碍的情形或合并手部分缺失离断的伤残情形均可按对应分值累计相加，参考定级。但单手（含腕）功能障碍分值累计超过100分的按100分计。

注二：双手或双足缺失或功能障碍加权积分说明详见专题四。

专题一：单手外伤手部分缺失案例

十级案例：

《标准》涉及手外伤的十级应用条目有：

十级5条：一手指除拇指外，任何一指远侧指间关节离断或功能丧失；

十级6条：指端植皮术后（增生性瘢痕 1cm² 以上）；

十级7条：手背植皮面积 > 50cm²，并有明显瘢痕；

十级8条：手掌、足掌植皮面积 > 30% 者；

十级12条：身体各部位骨折愈合后无功能障碍或轻度功能障碍；

附录 B2.12：手、足功能缺损分值 ≤ 10 分

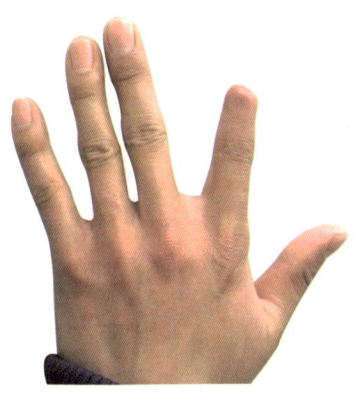

1 食指末节缺失

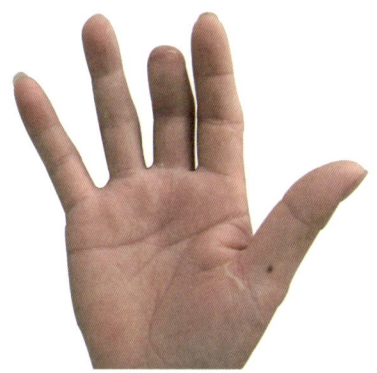

2 中指末节缺失

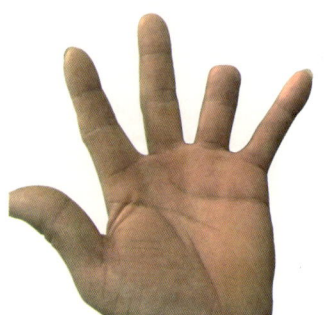

3　环指末节缺失

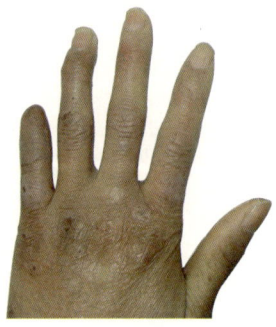

4　小指末节缺失

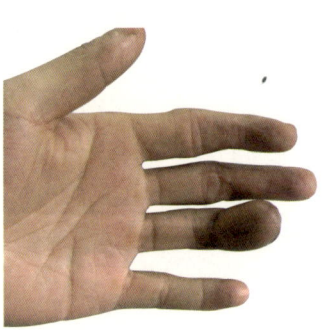

5　环指残端植皮术后

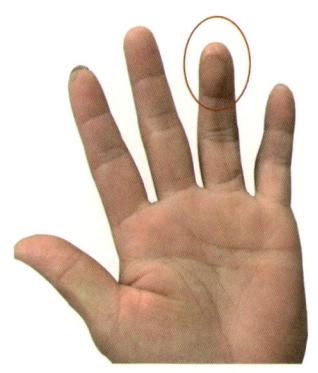

6　环指末节指腹植皮术后

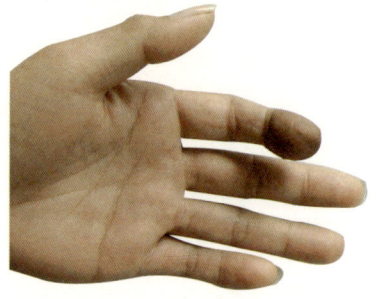

7　食指末端植皮后瘢痕增生

案例1~4符合十级5条（一手手指除拇指外，任何一指远侧指间关节离断或功能丧失）。案例5~7符合十级6条（指端植皮术后增生性瘢痕1cm^{2}以上）。

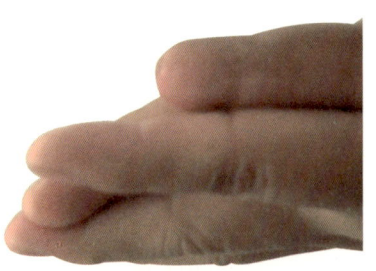

8 食指中节远端 1/3 以远缺失

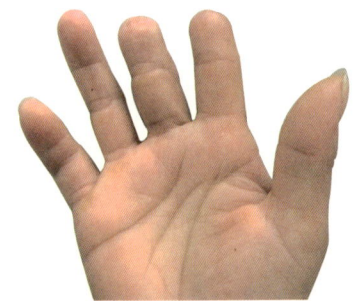

9 食、中指末节缺失

案例 8 根据附录 B2.12：手功能缺损分值为 5 分；案例 9 缺失分值累计为 10 分，评定为工伤致残十级。案例 10~19 与此类同。

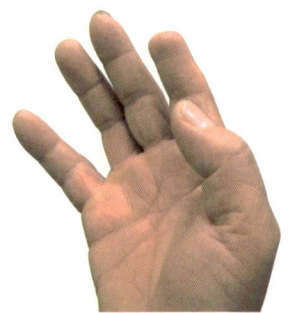

10 食指末节部分缺失（5 分）

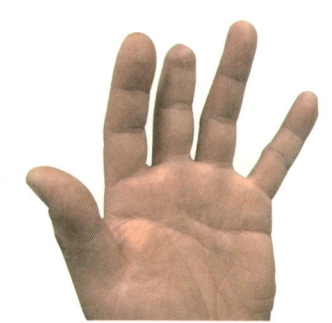

11 中指末节部分缺失（5 分）

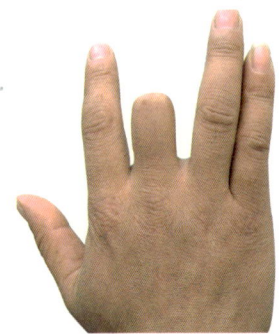

12 中指中节近 1/3 以远缺失（10 分）

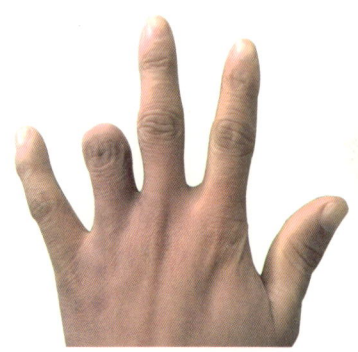

13 环指中节近 1/3 以远缺失（10 分）

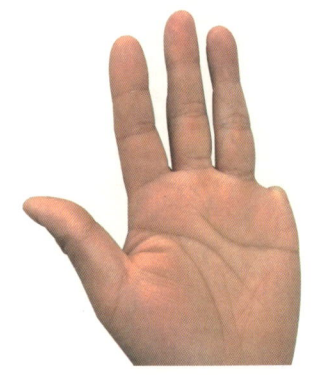

14 小指近节基底部以远缺失（5分）

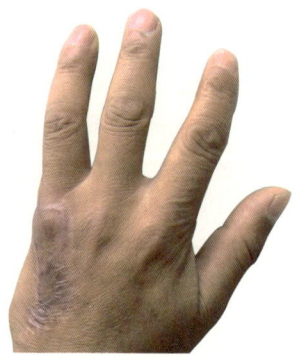

15 第五掌骨中段以远缺失（5分）

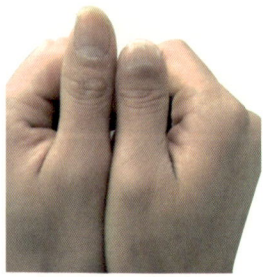

16 拇指远端1/3以远缺失（5分）

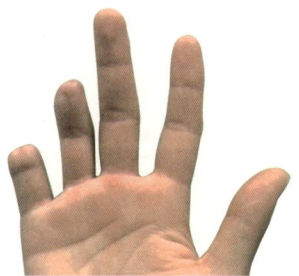

17 环指末节离断，小指中节中段以远缺失（10分）

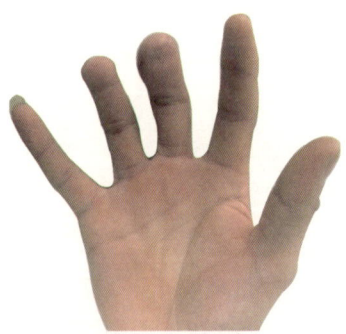

18 中环指末节部分缺失（10分）

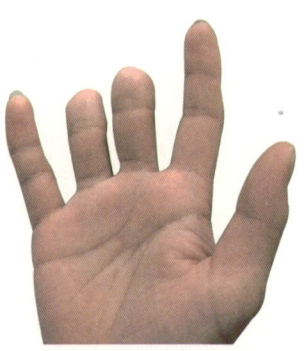

19 中环指中节远1/3以远缺失（10分）

九级案例：

《标准》涉及手外伤的九级应用条目有：

九级 15 条：一拇指末节部分 1/2 缺失；

九级 16 条：一手食指 2～3 节缺失；

九级 17 条：一拇指指间关节僵直于功能位；

九级 18 条：除拇指外，余 3～4 指末节缺失；

附录 B2.12：手、足功能缺损分值 11—20 分

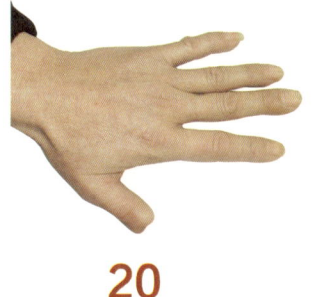
20

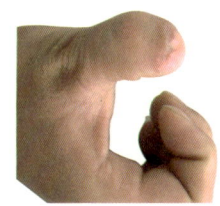
21

案例 20、21 伤情均符合九级 15 条（一拇指末节部分 1/2 缺失）。

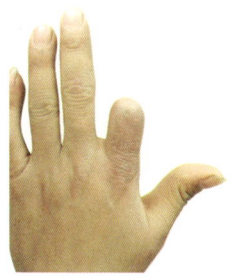
22 食指中远节缺失

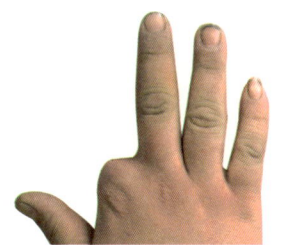
23 食指近节基底部以远缺失

案例 22、23 伤情均符合九级 16 条（一手食指 2～3 节缺失）。

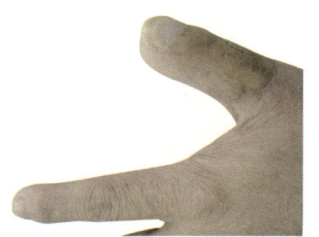 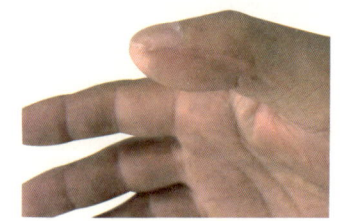

24 拇指指间关节僵直于伸直位　　**25** 拇指指间关节屈曲于约30°僵直

案例24、25伤情符合九级17条（一拇指指间关节僵直于功能位）。

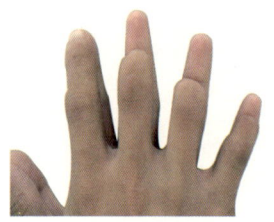 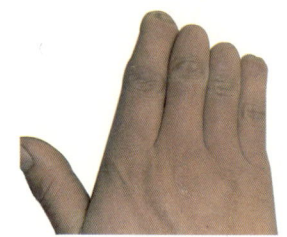

26 一手中、环、小指末节缺失　　**27** 食、中、环、小指末节部分缺失

案例26、27伤情符合九级18条（除拇指外，余3~4指末节缺失）。

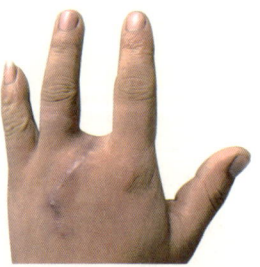 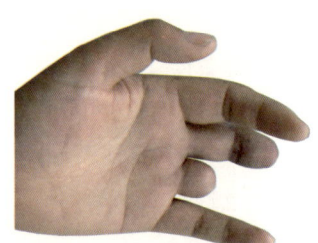

28　　**29**

案例28中指从近节基底部离断，根据附录B2.12：手功能缺损分值为15分；案例29中指末节离断，环指近节远1/3处离断，累计分值为15分。评定为工伤致残九级。案例30~35与此类同。

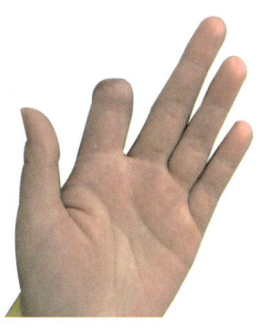 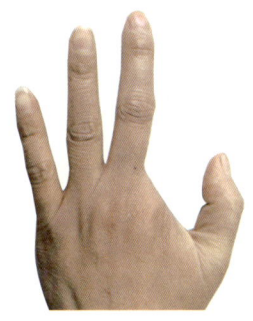

30　食指中节近 1/3 以远缺失（15 分）　　31　食指连同第二掌骨头缺失（20 分）

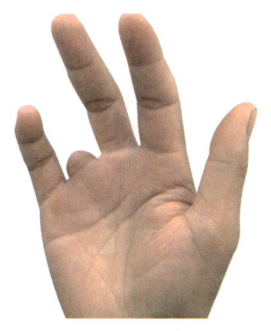 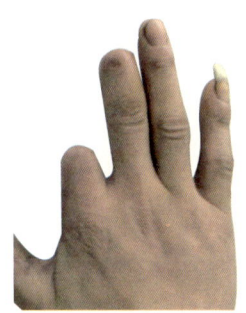

32　环指近节近 1/3 以远缺失（15 分）　　33　食指中末节缺失，中指末节缺失（20 分）

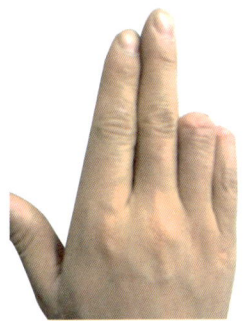 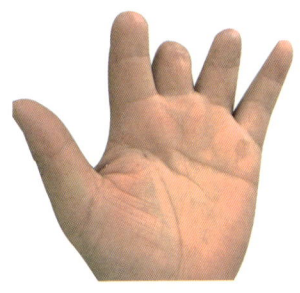

34　环指中远节缺失，小指末节缺失（15 分）　　35　食环指末节缺失，中指中远节缺失（20 分）

八级案例：

《标准》涉及手外伤的八级应用条目有：

八级 15 条：一手除拇、食指外，有两指近侧指间关节离断；

八级 16 条：一手除拇、食指外，有两指近侧指间关节功能完全丧失；

八级 17 条：一拇指指间关节离断；

八级 18 条：一拇指指间关节畸形，功能完全丧失；

附录 B2.12：手、足功能缺损分值 21 ~ 30 分

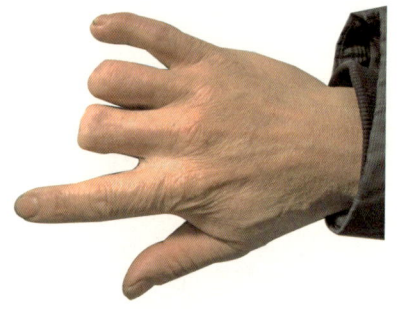

36

案例 36 符合八级 15 条（一手除拇、食指外，有两指近侧指间关节离断）。

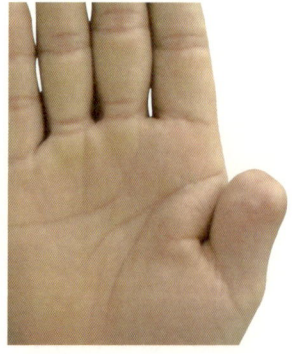

37

案例 37 符合八级 17 条（一拇指指间关节离断）。

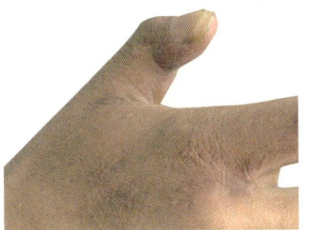

38

> 案例 38 符合八级 18 条（一拇指指间关节畸形，功能完全丧失）。

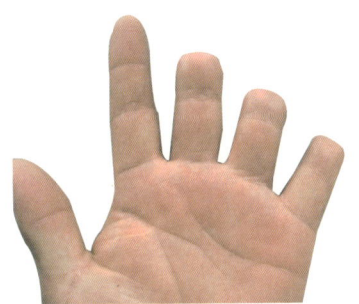

39 中指中节远 1/3 以远离断 5 分，环指中节近 1/3 以远离断 10 分，小指末节离断 5 分（20 分）

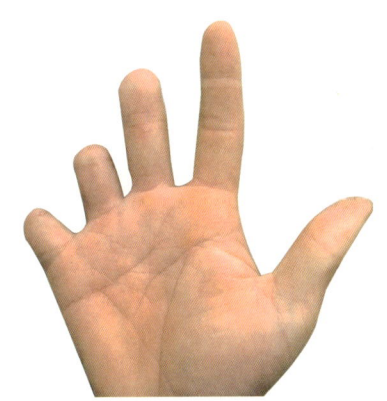

40 中指中节远 1/3 以远离断 5 分，环、小指中远节离断 15 分（20 分）

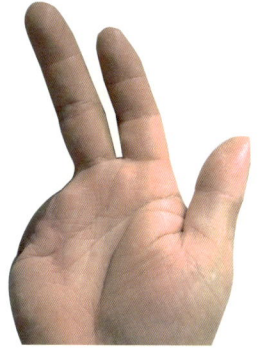

41 环指掌指关节平面离断 15 分，小指连第五掌骨头离断 5 分（20 分）

> 案例 39～41 按照手部缺失量化图表打分都为 20 分，属于工伤致残九级分值范围；但是依据标准八级 15 条（一手除拇、食指外，有两指近侧指间关节离断），故此类伤情应首先按照条款定为工伤致残八级。

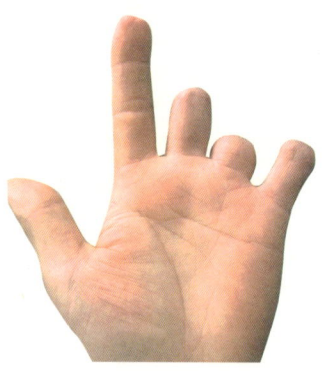

42

案例42按照手部缺失量化图表，中指中远节离断10分，环指近节1/2处离断15分，小指中节近1/3处离断5分，缺失分值为30分，定工伤致残八级。案例43~48与此类同。

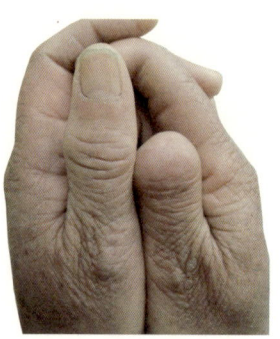

43　拇指末节近指间关节离断（25分）

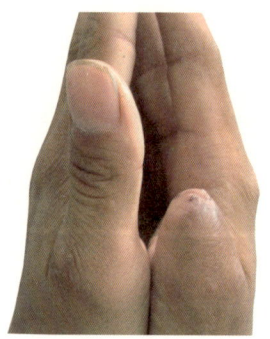

44　拇指近节远端1/3以远离断（25分）

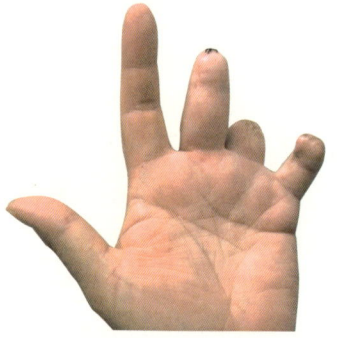

45　左手中指中节1/2以远离断10分，环指近节1/2以远离断15分，小指中节1/2以远离断5分（30分）

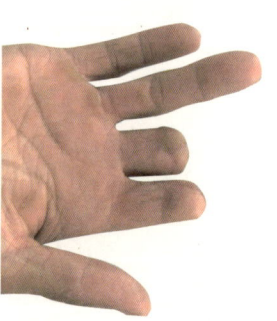

46　食指中节1/2以远离断15分，中指中远节离断10分（25分）

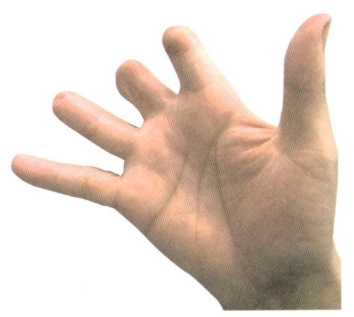 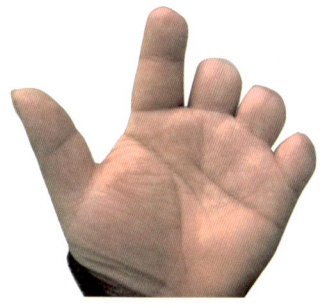

47 右手食指中节 1/2 以远离断 15 分,中指中节近 1/3 以远离断 10 分,环指末节离断 5 分(30 分)

48 食指末节离断 5 分,中指近节远 1/3 以远离断 10 分,环指中远节离断 10 分,小指中远节离断 5 分(30 分)

七级案例:

《标准》涉及手外伤的七级应用条目有:

七级 16 条:一手除拇指外,其他 2～3 指(含食指)近侧指间关节离断;

七级 17 条:一手除拇指外,其他 2～3 指(含食指)近侧指间关节功能完全丧失;

七级 19 条:一腕关节功能完全丧失;

附录 B2.12:手、足功能缺损分值 31～50 分

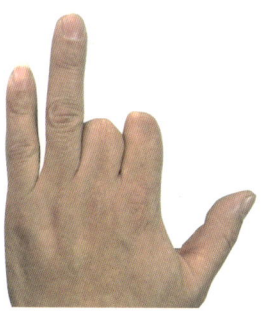 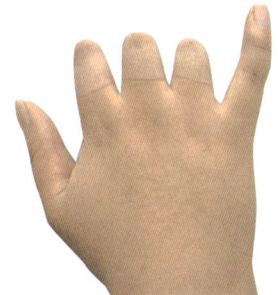

49 **50**

案例 49、50 伤情符合七级 16 条 [一手除拇指外,其他 2～3 指(含食指)近侧指间关节离断]。

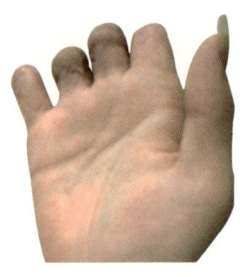

51

案例51 按照手部缺失量化图表，食指中远节离断15分，中指中远节离断10分，环指中远节离断10分，小指中节中段以远离断5分，缺失分值共40分，定为工伤致残七级。

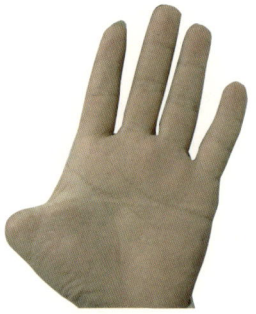

52 拇指近节超过1/2以上缺失（45分）

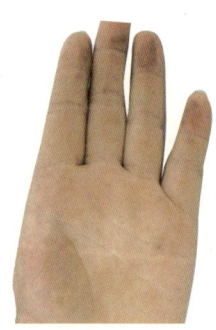

53 拇指第一掌骨中段以远离断（45分）

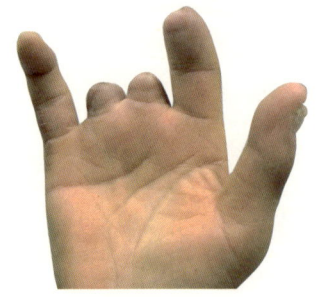

54 食指末节大部分离断5分，中环指指近节1/2以远离断30分（35分）

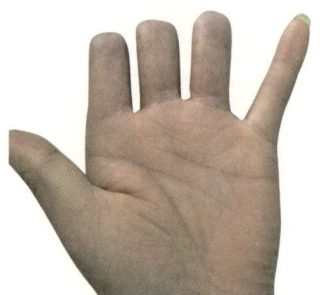

55 食中指中节近1/3以远离断，环指中节中段离断（35分）

第一章·手外伤及手、足部功能缺损评估参考图表的应用

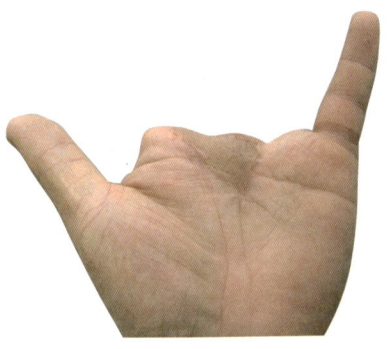

56 食指从第二掌骨头处离断 20 分；中指从第三掌骨头处离断 15 分；环指从第四掌骨头处离断 15 分（50 分）

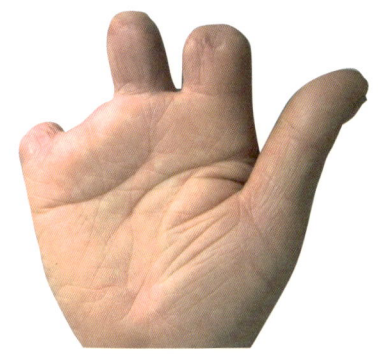

57 食中指中远节离断 25 分，环小指近节基底部离断 20 分（45 分）

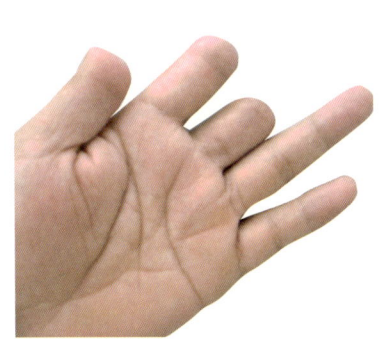

58 拇指末节 1/2 以远离断 15 分，食指中节近 1/3 以远离断 15 分，中指中远节离断 10 分（40 分）

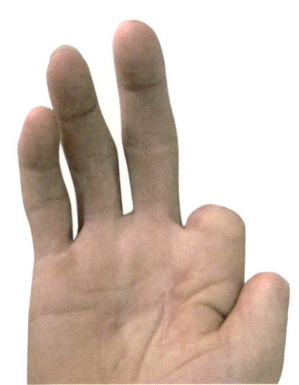

59 拇指末节离断 25 分，食指近节近 1/3 以远离断 20 分（45 分）

　　案例 52～59 按照手部缺失量化图表，计分为 31～50 分符合工伤致残七级。

六级案例：

《标准》涉及手外伤的六级应用条目有：

六级16条：一手一拇指完全缺失，连同另一手非拇指二指缺失；

六级17条：一拇指功能完全丧失，另一手除拇指外有二指功能完全丧失；

六级18条：一手三指（含拇指）缺失；

六级19条：除拇指外其余四指缺失或功能完全丧失；

附录B2.12：手、足功能缺损分值51～80分

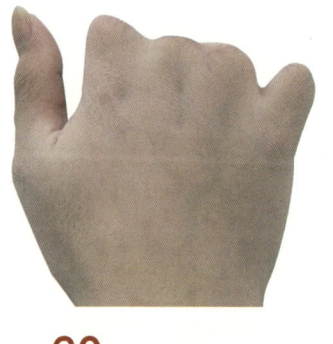

60

案例60符合六级19条（除拇指外其余四指缺失或功能完全丧失）。

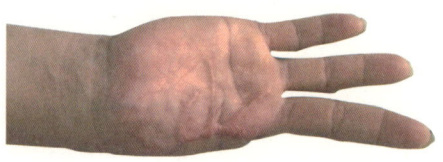

61

案例61右手拇、食指及第一、二掌骨缺失，计65分，评定为工伤致残六级。

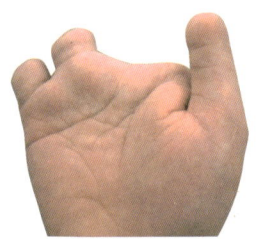 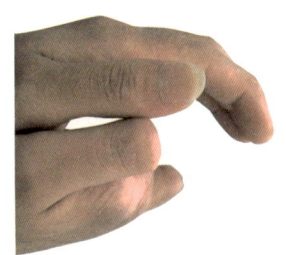

62-1　　　　　　　　　62-2

案例62 右手拇指末节1/2离断15分，食指第一掌骨头处离断20分，中指掌指关节处离断15分，环指近节指骨远1/2处离断15分，小指中远节离断5分，缺失分值为70分，评定为工伤致残六级。

五级案例：

《标准》涉及手外伤的五级应用条目有：

五级12条：一侧前臂缺失；

五级13条：一手功能完全丧失；

五级15条：一手拇指缺失，另一手除拇指外三指缺失；

五级16条：一手拇指功能完全丧失，另一手除拇指外三指功能完全丧失；

附录B2.12：手、足功能缺损分值81～100分

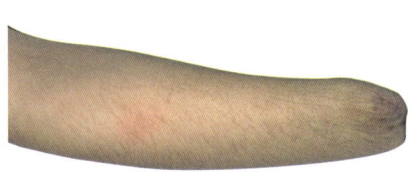 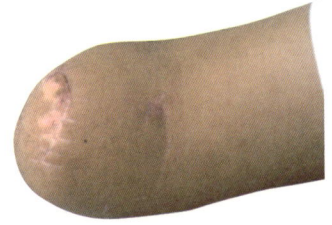

63　　　　　　　　　64

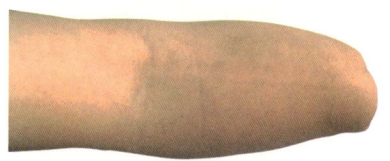

65

案例63~65不同长度的前臂离断,符合五级12条(一侧前臂缺失)。

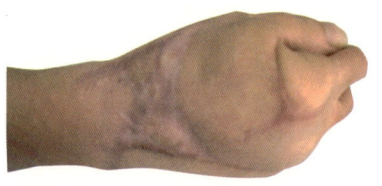

66

案例66右手热压伤,残留拇、食、中指近节挛缩粘连,无功能,符合五级13条(一手功能完全丧失)。

专题二:单足部分缺失案例

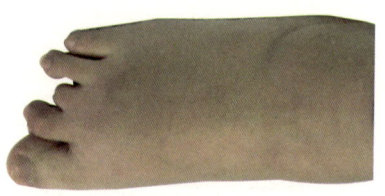

67

案例67右脚第三趾大部分缺失,符合十级9条(除踇趾外,任何一趾末节缺失)。

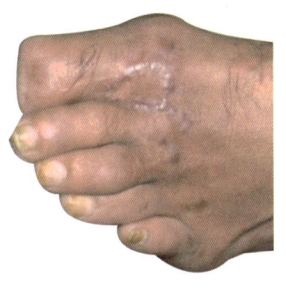
68

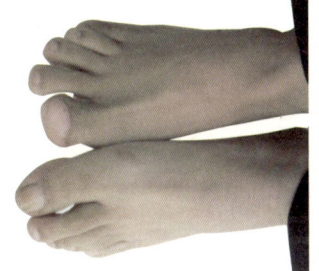
69

案例68、69都是一脚拇趾末节部分离断，根据足部缺失量化图计5分，定位工伤致残程度十级。

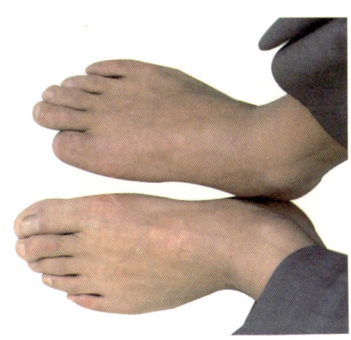
70

案例70右脚拇指末节缺失，符合九级19条一足拇趾末节缺失。

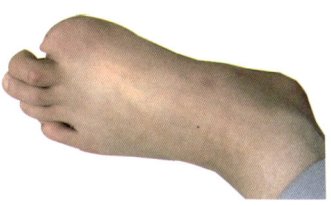
71

案例71左脚拇指完全缺失，根据足部缺失量化图计20分，定位工伤致残程度九级。

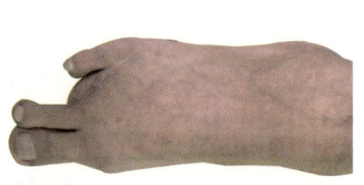
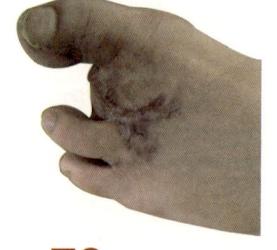

72　　　　　　　　　　**73**

案例72、73均为除拇指外的两趾缺失，符合九级20条除拇趾外其他二趾缺失或瘢痕畸形，功能不全。

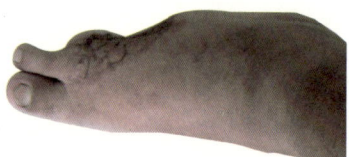

74

案例74根据足部缺失量化图，第3趾完全离断打5分，第4、5趾跖骨中段处离断计20分，总计25分，定工伤致残程度八级。

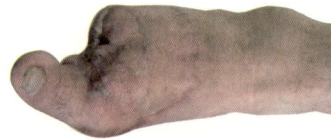

75

案例75根据足部缺失量化图，第2、3、4、5趾在跖骨远端出离断，总计30分，定位工伤致残八级。

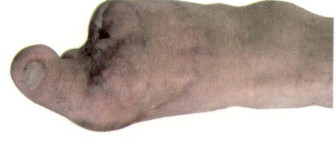

76

案例76根据足部缺失量化图，拇趾跖骨远端处离断打20分，2、3、4趾完全离断共15分，小趾近节趾骨远端离断0分,总计35分，定为工伤致残程度七级。

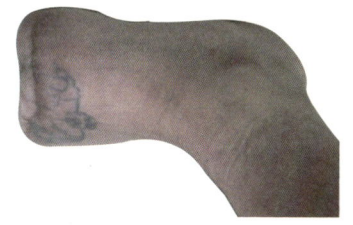

案例77符合七级21条（一前足缺失）；根据足部缺失量化图计50分，定为工伤致残程度七级。

77

专题三：手、腕部功能障碍定级说明

表2 手、腕部功能障碍评估参考表

		功能障碍程度与分值定级		
		僵直于非功能位	僵直于功能位或 <1/2 关节活动度	轻度功能障碍或 >1/2 关节活动度
拇指	第一掌腕/掌指/指间关节均受累	40	25	15
	掌指、指间关节同时受累	30	20	10
	掌指、指间单一关节受累	20	15	5
食指	掌指、指间关节均受累	20	15	5
	掌指或近侧指间关节受累	15	10	0
	远侧指间关节受累	5	5	0
中指	掌指、指间关节均受累	15	5	5
	掌指或近侧指间关节受累	10	5	0
	远侧指间关节受累	5	0	0
环指	掌指、指间关节均受累	10	5	5
	掌指或近侧指间关节受累	5	5	0
	远侧指间关节受累	5	0	0
小指	掌指、指间关节均受累	5	5	0
	掌指或单一指间关节受累	5	5	0
	远侧指间关节受累	0	0	0
腕关节	手功能大部分丧失伴腕关节受累	10	5	0
	单纯腕关节受累	40	30	20

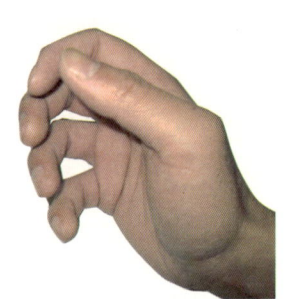

图 2-1-3

手部解剖复杂、组织结构精细，任意位置的肌腱、神经、血管受到损伤都可能导致相应的手部功能障碍。表 2 就根据手指各关节及腕关节功能障碍的不同程度分别给予分值，通过打分体系帮助确定工伤致残程度等级。

手的各个关节在损伤治疗后，存留的活动度以及是否在功能位是定级的关键。手的功能位是手可以随时发挥最大功能的位置，表现为腕关节背伸 20°～25°，轻度尺偏。拇指处于对掌位，其掌指关节和指间关节微屈。其他手指略微分开，掌指关节及近侧指间关节半屈位，远侧指间关节轻微屈曲，各指的关节屈曲位置较一致，根据各指关节及腕关节功能障碍的不同程度分别给予不同分值，（如图 2-1-3）。

检查腕关节和手指各关节功能时，以关节完全伸直位为 0°。各关节活动范围存在个体差异，尚且无精确的统计数据，检查时应注意双侧对比；同时各手指关节可能存有过伸状态，在此仅以伸直位 0° 视为功能良好，过伸度数不作考量范围。由于受到功能康复时间长短、伤者不配合检查等因素的影响，在最终计分时，应根据主动检查和被动检查的情况，结合损伤基础综合判断。

1. 腕关节的活动度

腕关节掌屈 50°～60°，背伸 50°～60°；桡偏 25°～30°，尺偏 30°～40°；前臂连同腕关节旋前 90°，旋后 90°。

2. 拇指的活动度

掌指关节伸 0°，屈可达或略小于 90°；指间关节伸 0° 或过伸，屈 80°～90°；内收至食指近节桡侧 0°，外展 90°（与手掌平行方向伸展）；对掌以拇指指腹与其他各手指指腹对合为标准。

3. 食、中、环、小指的活动度

掌指关节伸 0° 或过伸，屈 80°～90°；近侧指间关节伸 0°，屈 90°～100°；远侧指间关节伸 0°，屈 70°～90°。

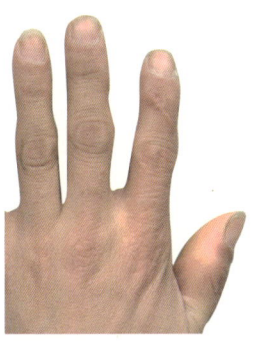 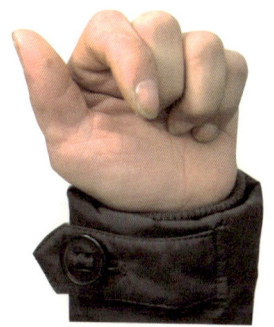

78-1　　　　　　　78-2

案例78 左食指切割伤，行肌腱修复术，现伸直可，屈曲被动可触及掌心。

根据表2，食指近、远侧指间关节轻度功能障碍0分，评定为未达工伤致残等级。

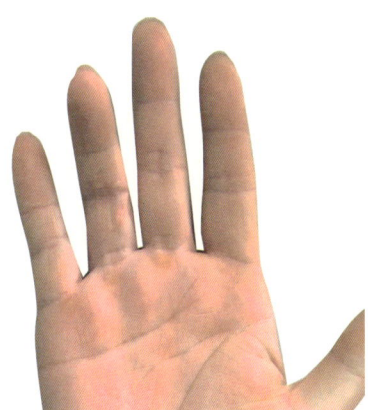 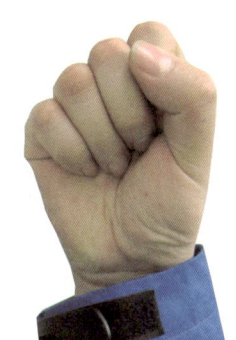

79-1　　　　　　　79-2

案例79 右手环指近节指间关节处割伤，行指深、浅屈肌腱修复术；现近侧之间关节主动伸时，位于30°，被动伸直可，屈位于90°。

根据表2，环指近侧指间关节轻度功能障碍0分，评定为未达工伤致残等级。

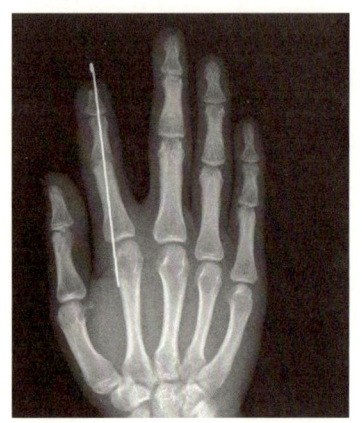 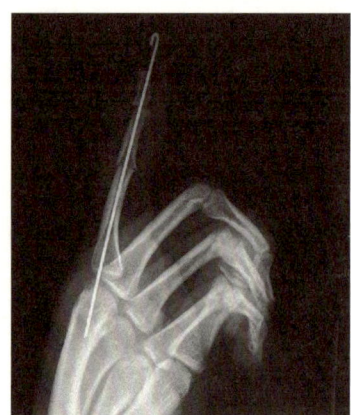

80-1　　　　　　　80-2

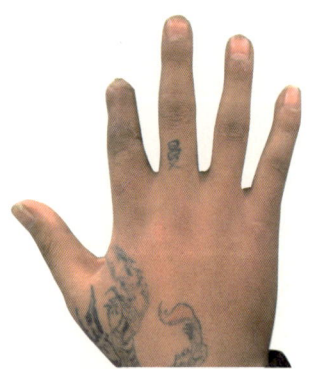 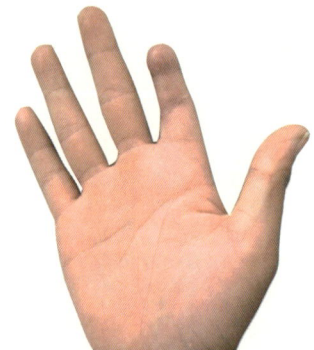

80-3　　　　　　　80-4

案例80 右食指机器绞伤，于近节指间关节处不全离断，行断指再植术；现掌指关节屈伸正常，近侧及远侧指间关节僵直于伸直位，中末节较对侧缩短1cm。

根据表2，手部的功能障碍分值如下：食指远侧指间关节僵直于功能位5分，食指近侧指间关节僵直于功能位10分，总计15分，评定为工伤致残程度九级。

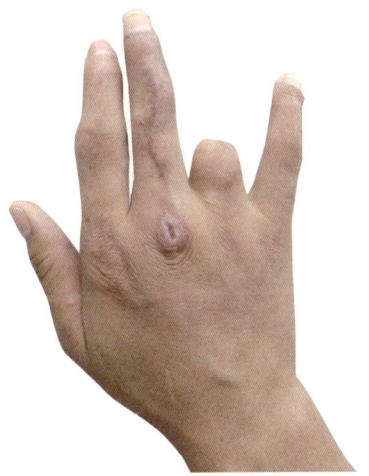
81-1

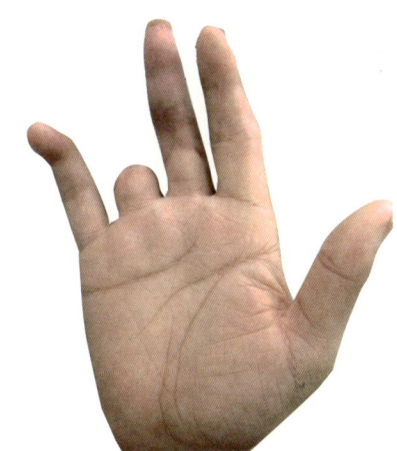
81-2

案例 81 右手除拇指外四指挤压伤，现检查情况如下：

食指远侧指间关节僵直于 15°，近侧指间关节伸屈 10°～30°，掌指关节伸屈 0°～45°，可与拇指对掌；

中指近、远侧指间关节僵直于伸直位，掌指关节伸屈 0°～45°，无法主动与拇指完成对掌，被动可；

环指近节指骨中段处离断，掌指关节屈伸 0°～90°；

小指远侧指间关节尺偏畸形，僵直于 30°，近侧之间关节伸屈 0°～45°，掌指关节屈伸 0°～90°；

根据表 1、表 2，食指掌指、指间关节均累及活动度<1/2 15 分，中指掌指、指间关节均累及活动度<1/2 5 分，环指近节中段缺失 15 分，小指单一指间关节僵直于功能位 5 分，总计 40 分，评定为工伤致残七级。

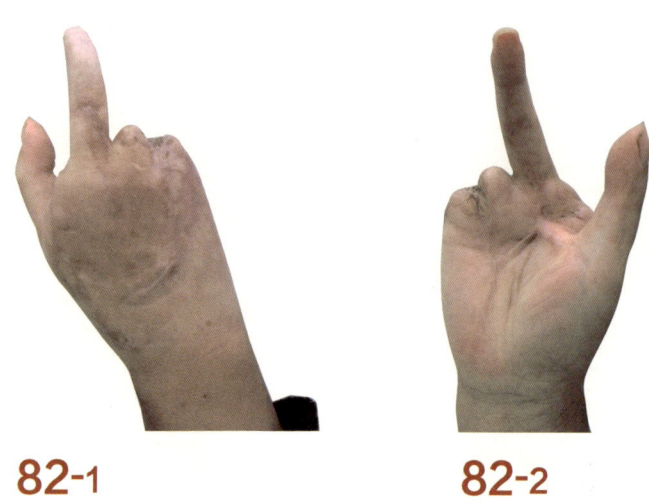

82-1　　　　　　　82-2

案例82右手碾压伤，现食、环、小指完全离断，中指掌指关节，近、远侧指间关节都僵直于15°，拇指指间关节伸屈0°～30°，掌指关节屈伸0°～80°，内收外展（由于瘢痕）0°～60°。

根据表1、表2，食指缺失20分，中指僵直于功能位5分，环指缺失15分，小指缺失5分，拇指掌指关节、指间关节同时受累活动度<1/2　20分，总计65分，评定为工伤致残程度六级。

专题四：双手部分缺失及功能障碍定级说明

当涉及双侧肢体部分缺失，先按单侧计分，最终按以下规则定级：

规则一：双侧均为九或十级，按晋级原则定级；

规则二：一侧级别≥五级，另一侧为九到十级，按高级别定级；

规则三：除以上两种情形之外的双手功能损伤，按双手分值加权累计定级。

加权系数计算：设一手功能总分为100分，双手则为200分，以200分减去较高一手损失分值除以200,得到的残留功能百分比为加权系数。设分值较高一手分值为A，分值较低一手的分值为B，最终双手计分为：A+B×（200-A）/200。

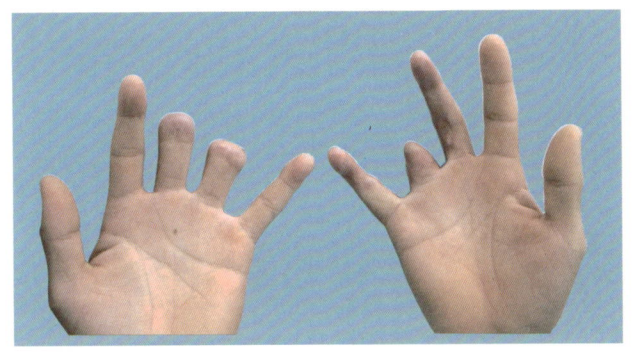
83

案例83伤情：左手中指中节1/2处离断（10分），环指中远节离断（10分）；

右手中指指间关节轻度功能障碍（0分），环指中远节离断（10分），小指远近指间关节僵直与伸直位（5分）；

结论：左手缺失分数20分，可定九级；右手缺失分数15分，可定九级；按规则一，晋级原则，双手最终评定为八级。

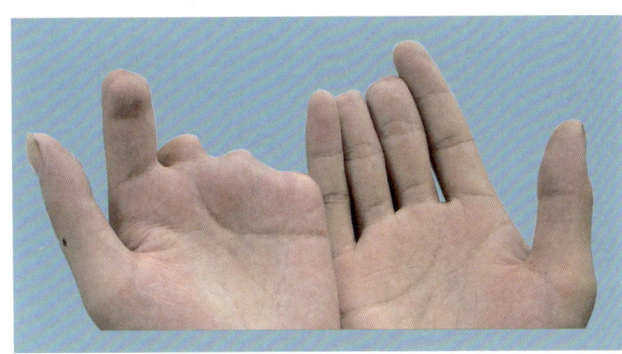
84

案例84伤情：左手食指中节远1/3处离断（5分），中指近节近1/3处离断（15分），环指近节基底部离断（15分），小指完全离断（5分），左手积40分；右手中指末节离断（5分），环指末节大部分离断（5分）；

结论：按规则三：积分加权累计定级，较高一手分值40+较低一手分值10×（200-40）/200，总计48分，最终评定为七级。

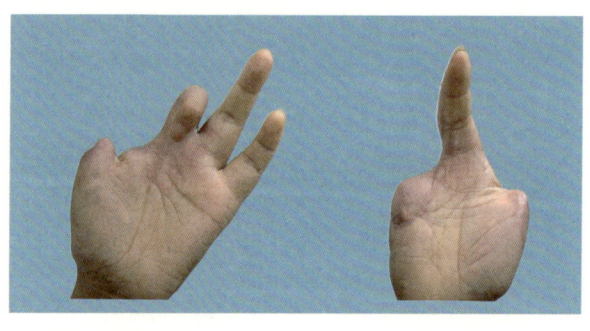

85

案例85伤情：左手大拇指近节近1/3处离断（45分），食指连同第二掌骨头离断（20分），中指僵直与非功能位（15分），左手积80分；右手仅残留中指，伸屈轻度功能障碍（积90分）；

结论：按规则三，积分加权累计定级，较高一手分值90＋较低一手分值80×（200－90）/200，总计134分，最终评定为三级。

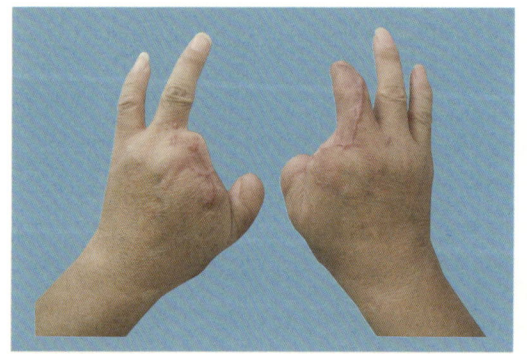 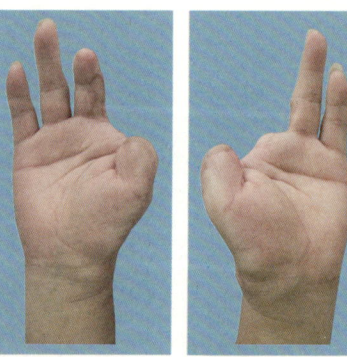

86-1　　　　　　　　　　　86-2　　　　86-3

案例86伤情：双手挤压伤，多指毁损。左手：拇指末节截指（25分），残端皮瓣覆盖（5分），食指及第二掌骨头以远离断（20分），中指近节指骨基底以远离断（15分），计65分；右手：拇指末节截指（25分），残端皮瓣覆盖（5分），食指近节指骨基底以远离断（20分），中指末节离断（5分），近节指骨克氏针内固定后，近节指间关节活动明显受限（5分），计60分。

结论：按规则三，积分加权累计定级，较高一手分值65＋较低一手分值60×（200－65）/200，总计105.5分，最终评定为四级。

第二章　骨折与骨折内固定术后

骨折是工伤鉴定中最重要的内容之一，在过去的鉴定实践中使用最广泛的条款就是：2006 版标准的十级 14 条（身体各部位骨折后无功能障碍）；以及九级 23 条（骨折内固定术后，无功能障碍）。这两条条款通过"骨折"、"内固定术后"两个概念将大部分骨折进行了简单明了的分类，给鉴定实践提供了既广泛适用又简便直观的操作标尺，已在我国的工伤评残实践中深入人心，有着广泛的知晓度和认可度。

2014 版标准在原 2006 版标准的基础上将十级 14 条修改为十级 12 条（身体各部位骨折后无功能障碍或轻度功能障碍）；原 2006 版标准的九级 23 条（骨折内固定术后无功能障碍）调整为九级 23 条（四肢长管状骨骨折内固定或外固定术后）和九级 24 条（髌骨、跟骨、距骨、下颌骨或骨盆骨折内固定术后）两条，同时在附录 A2.6 中界定四肢长管状骨是指肱骨、尺骨、桡骨、股骨、胫骨和腓骨。本节重点讨论的就是这些条款的适用。

当然，我们还应该看到，不同的骨折情形对患者的预后及功能恢复情况影响是不同的，如单一骨折 / 多发骨折；开放骨折 / 闭合骨折；有并发症 / 无并发症；有无血管、神经、肌腱韧带损伤等等，仅靠标准中"骨折"、"内固定"来完成伤残级别的评定无疑是有着较大局限的，对于骨折经治疗后遗留不同程度功能障碍的情形，我们除在本节有所涉及外，还将在下一节关节功能评定中进一步讨论。

一、十级案例

案例 1　肱骨大结节撕脱性骨折

【简要病史】沈某，男性，47 岁。摔伤右肱骨大结节撕脱性骨折。手法复位保守治疗后9个月。现诉右肩活动仍有疼痛，轻度受限。

【检查情况】右肩关节主动活动轻度受限，被动无明显受限。

X片如图。

【结论】根据分级系列十级12条，评定为工伤致残程度十级，无生活自理障碍。

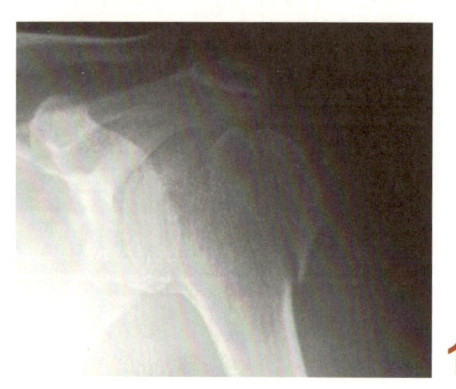

案例2　左内踝骨折

【简要病史】男性23岁。左踝撞伤后致左内踝骨折，予石膏固定。

【检查情况】鉴定查体见步态正常，踝关节活动无受限。

X片：左内踝骨折

【结论】符合十级12条，评定为工伤致残程度十级。无生活自理障碍。

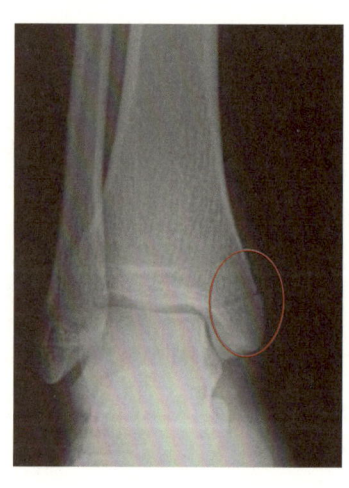

案例3　跟骨撕脱骨折

【简要病史】中年女性，下楼梯扭伤右足致跟骨骨折，石膏固定后。

【检查情况】右足无肿胀，轻度压痛，诉行走仍感疼痛。

【结论】符合十级12条，评定为工伤致残程度十级。无生活自理障碍。

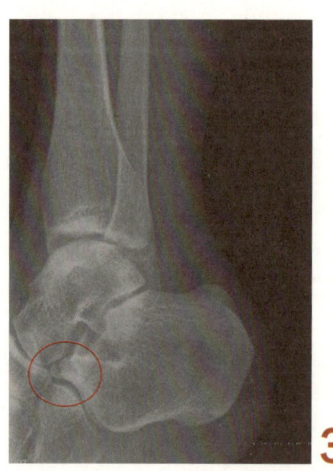

案例 4　食中指末节骨折

【简要病史】青年男性，右手食、中指末节骨折后。

【检查情况】食、中指末节短缩变形，远侧指间关节活动可。

【结论】符合十级 12 条，评定为工伤致残程度十级。无生活自理障碍。

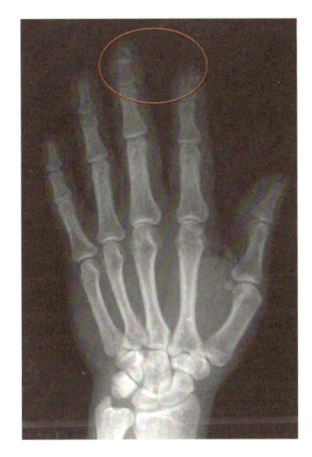

案例 5　食指中节骨折内固定术后

【简要病史】青年男性，右手食指骨折，克氏针内固定术后。

【检查情况】食指近侧指间关节活动稍受限，对指功能好。

【结论】符合十级 12 条，评定为工伤致残程度十级。无生活自理障碍。

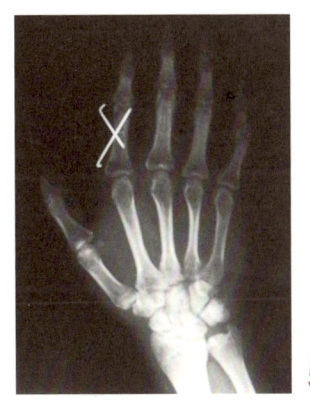

案例 6　食指指间关节脱位内固定术后

【简要病史】青年男性，右手食指近侧指间关节外伤后脱位，克氏针内固定术后。

【检查情况】食指近侧指间关节略肿胀，活动稍受限。

【结论】符合十级 12 条，评定为工伤致残程度十级。无生活自理障碍。

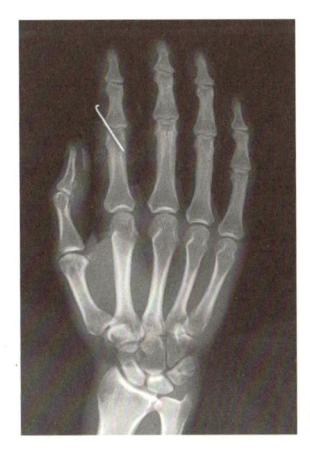

案例7　左足第一趾近节趾骨内固定术后

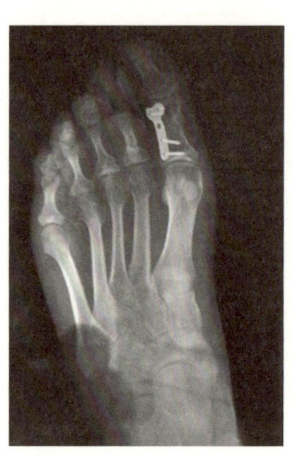

【简要病史】青年男性，左足第1、2趾趾骨骨折，第一趾近节内固定术后。

【检查情况】左足第1、2趾见疤痕及色素沉着，第1趾间关节活动受限。

【结论】符合十级12条，评定为工伤致残程度十级。无生活自理障碍。

案例8　肋骨骨折内固定术后

【简要病史】55岁男性，右4~8肋肋骨骨折，内固定术后。

【检查情况】右胸壁见手术疤痕，胸廓无畸形，呼吸运动无异常。

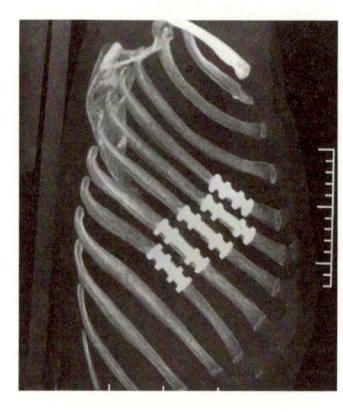

【结论】符合十级12条，评定为工伤致残程度十级。无生活自理障碍。

案例9　肩胛骨骨折内固定术后

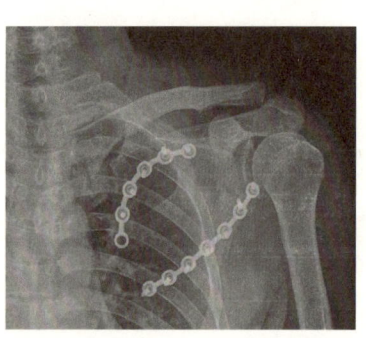

【简要病史】青年男性，高处坠落致左肩胛骨骨折、肺挫伤，左肩胛骨手术复位内固定术后。

【检查情况】左肩关节外展及上举轻度受限。

【结论】符合十级12条，评定为工伤致残程度十级。无生活自理障碍。

案例 10　锁骨骨折内固定后

【简要病史】杨某,男性,27岁。撞击伤致右锁骨中段骨折,切开复位内固定术后1年。

【检查情况】右肩关节各向活动无明显受限。

【结论】符合十级12条,评定为工伤致残程度十级。无生活自理障碍。

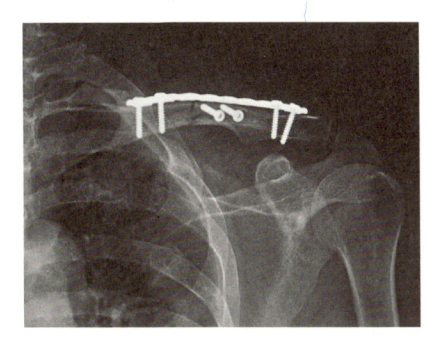

二、九级案例

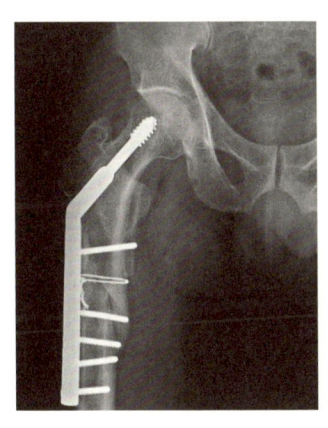

案例 11　股骨粗隆下骨折

【简要病史】男性48岁。摔伤致右股骨粗隆下骨折。切开复位DHS内固定术后一年。

【检查情况】步态正常,髋关节活动无受限。手术后一周拍X片:内固定在位,骨折断端对位对线可。

【结论】根据九级23条,评定为工伤致残程度九级。无生活自理障碍。

案例 12　跟骨骨折内固定术后

【简要病史】青年男性,货车上摔下致右跟骨骨折。切开复位内固定术后,一年后行内固定取出术。

【检查情况】步态正常,踝关节活动度可。下蹲轻度受限。Boler's角无明显塌陷。

【结论】根据九级24条,评定为工伤致残程度九级。无生活自理障碍。

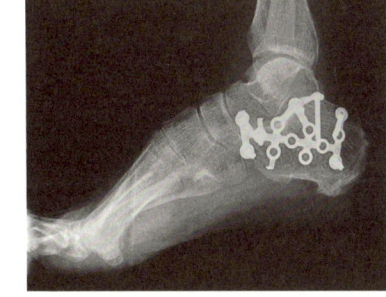

案例 13　胫腓骨中段骨折内固定术后

【简要病史】男性，40岁。重物砸伤左下肢致左胫腓骨中段骨折。切开复位内固定术后。

【检查情况】左下肢肌肉轻度萎缩，左膝、踝关节活动无受限。

【结论】根据九级23条，评定为工伤致残程度九级。无生活自理障碍。

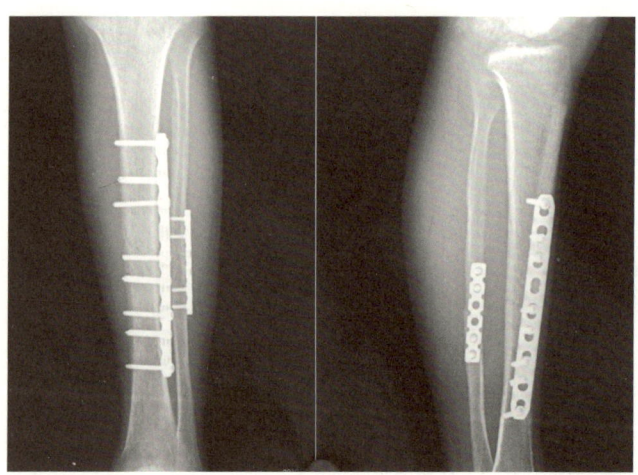

案例 14　髌骨骨折内固定术后

【简要病史】女性，45岁。摔伤致左髌骨骨折，次日手术切开复位内固定术后10个月。

【检查情况】左髌前见纵向切口，愈合好。股四头肌轻度萎缩。膝关节活动无明显受限。伸0°，屈可达120°。

X片：骨折大部骨性愈合，浅面部分未愈合，后关节面平整。两枚加压螺纹钉位置好。

【结论】符合分级系列九级24条（髌骨、跟骨、距骨、下颌骨或骨盆骨折内固定术后）。评定为工伤致残九级。无生活自理障碍。

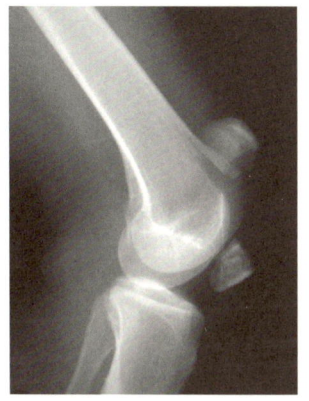 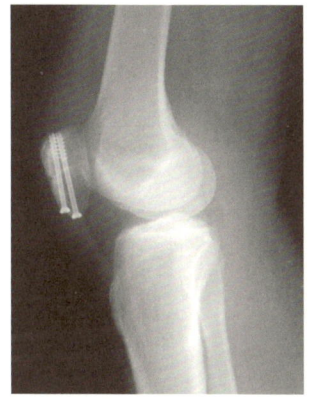 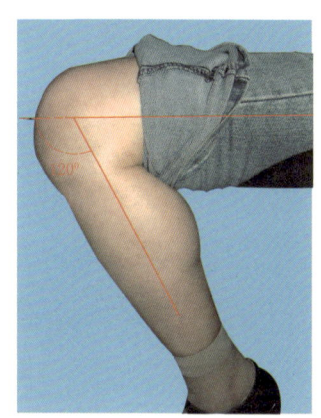

14-1　　　　　　　14-2　　　　　　　14-3

案例 15　**骨盆骨折内固定术后**

【简要病史】男性，39岁。摔伤致骨盆骨折（左髂骨翼、右耻骨及坐骨结节部骨折）。切开复位钢板内固定术后。

【检查情况】未见功能异常。

【结论】根据九级 24 条，评定为工伤致残程度九级。无生活自理障碍。

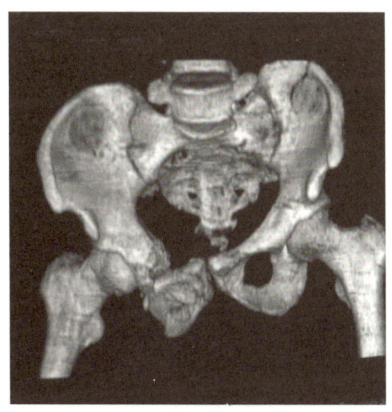 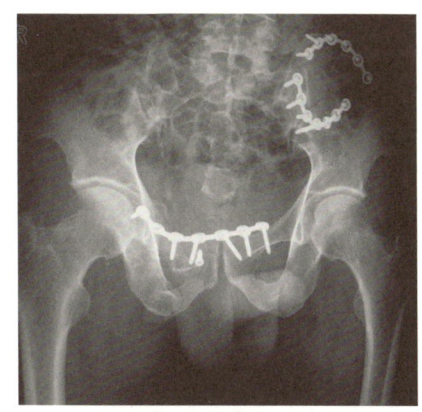

15-1　　　　　　　　15-2

案例 16　右踝、足骨折外固定支架术后

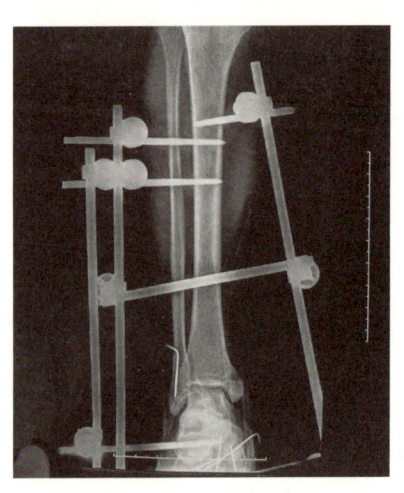

【简要病史】男性，38岁。重物压伤致右踝、右足多发骨折。行外固定支架及克氏针固定术后。

【检查情况】右足背见植皮区。右踝活动可。

X片：内、外踝骨折，跟骨远端骨折、第3跖骨近端骨折、第1楔骨骨片撕脱。

【结论】根据九级23条，评定为工伤致残程度九级，无生活自理障碍。

案例 17　右肘脱位后骨化性肌炎

【简要病史】女性，30岁。右肘外伤性脱位，急诊行手法复位及石膏固定术后17个月。术后3个月月X片发现肘关节前方出现异位骨化。

【检查情况】右肘窝处可扪及新生物，质硬，边界清晰。肘关节活动度可，伸

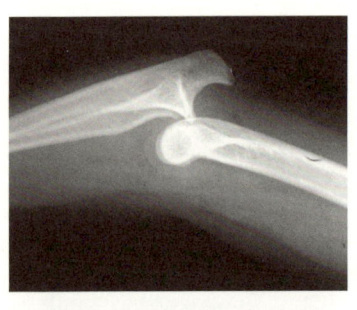

17-1

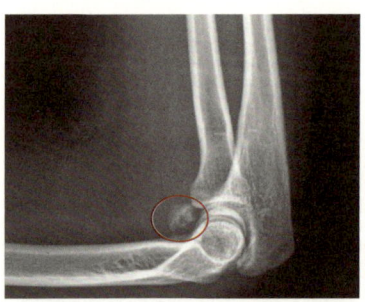

17-2

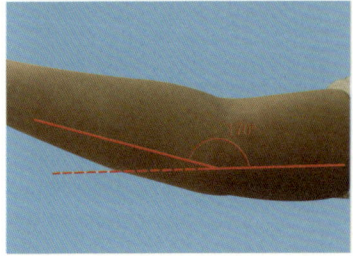

17-3

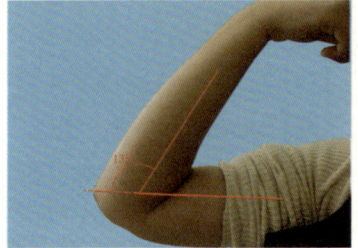

17-4

直 10°，屈曲 135°，前臂旋转无明显功能障碍。

X 片：右肘关节脱位。

X 片：肘关节前方见异物骨化。

【结论】本案例为肘关节脱位，经复位、治疗，并发骨化性肌炎，关节活动度（0°～135°），超过正常关节活动度 2/3 以上，属肘关节功能轻度障碍，参照定级原则 5.9.1，评定为工伤致残九级。无生活自理障碍。

【评析】本案系肘关节脱位后并发骨化性肌炎。骨化性肌炎从发病机理上与肘关节创伤密切相关，因此应作为本次工伤的合并症纳入鉴定范围。

三、八级案例

案例 18　胫骨骨折行外固定支架固定后慢性骨髓炎

【简要病史】漆某，男性，36 岁。重物砸伤小腿，致右胫骨中段、腓骨下段开放性骨折。胫骨行外固定支架固定后，出现胫前皮肤溃烂反复流脓，近一年未愈。遂于一年后行胫骨骨髓炎清创术 + 取髂骨植骨术。术后流脓好转，皮肤愈合。又 7 个月后取除外固定支架。

X 片：右胫骨中段骨折，右腓骨下段骨折，外固定支架中。腓骨可见骨痂形成，胫骨断端可见填充物。

X 片：右胫腓骨陈旧性骨折愈合不佳，骨密度不均匀。

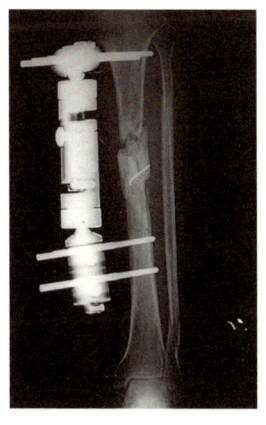
18-1

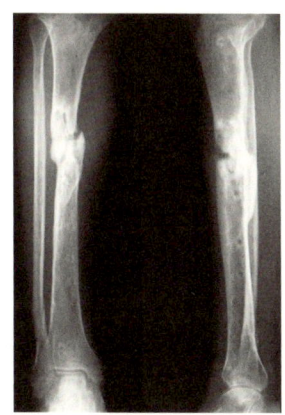
18-2

【检查情况】左胫前皮肤色素沉着,见疤痕,目前无溃疡流脓等。左踝关节活动轻度受限,背伸约20°,跖屈约30°,膝关节活动好。

【结论】根据分级系列八级23条,评定为工伤致残程度八级,无生活自理障碍。

【评析】本案系胫骨骨折外固定后并发慢性骨髓炎,在临床上并不少见。X片可见骨折断端骨皮质增生、骨硬化等表现。该患者关节功能受限程度轻。符合八级23条(因开放骨折感染形成慢性骨髓炎,反复发作者)。

案例19　骨盆骨折后遗轻度移位

【简要病史】男性,37岁。高处坠落致骨盆骨折。行耻骨联合及左髂骨翼钢板内固定。

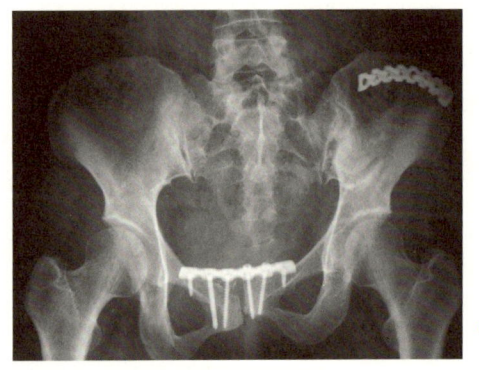

【检查情况】跛行步态,骨盆轻度挤压痛,做下蹲动作受限。X片:耻骨联合对合欠佳,左侧较右侧高出约4mm,左骶髂关节间隙增大,尾骨侧弯。

【结论】根据九级24条,结合附录A.8(在实际应用中,如果仍有某些损伤类型未在本标准中提及者,可按其对劳动、生活能力影响程度列入相应等级。)评定为工伤致残程度八级,无生活自理障碍。

案例20　右肱骨及尺桡骨骨折

【简要病史】男性,37岁。作业时右上肢卷入机器传动轴致伤。右肱骨中下1/3及尺骨中上1/3、桡骨中段骨折。经肱骨及尺桡骨钢板内固定,目前钢板已拆除。

【检查情况】右肩关节活动好,右肘伸屈轻度受限,活动范围:30°~110°。前臂旋前可,旋后受限。右腕关节背伸可,夹纸试验正常,未检出明显感觉麻痹区。右手内在肌无萎缩,握力较对侧稍减弱。

X片：右肱骨中下段、尺桡骨中段骨折，右肘关节脱位。

肌电图报：右尺神经、桡神经损害。一年后复查：右正中神经、尺神经波幅衰减；桡神经、肌皮神经潜伏期延长。

【结论】本案为右上肢肱骨及尺骨多发骨折，遗留肘关节功能轻度障碍，目前屈曲能达到功能位。另伴有右尺桡神经损伤，但恢复情况较好。经讨论，该员多发性骨折内固定术后，功能轻度障碍，根据定级原则5.8.1，评定为工伤致残程度八级，无生活自理障碍。

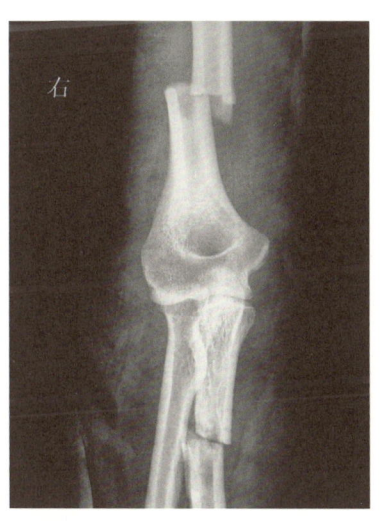

20-1

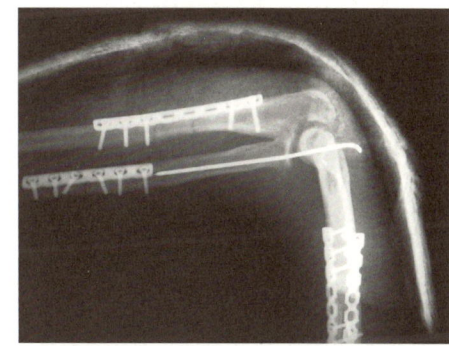

20-2

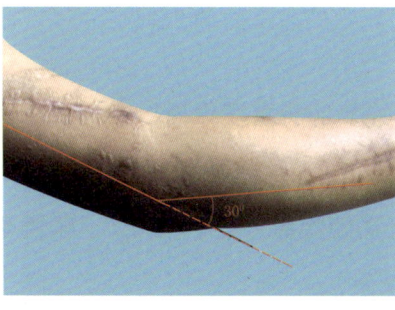

20-3

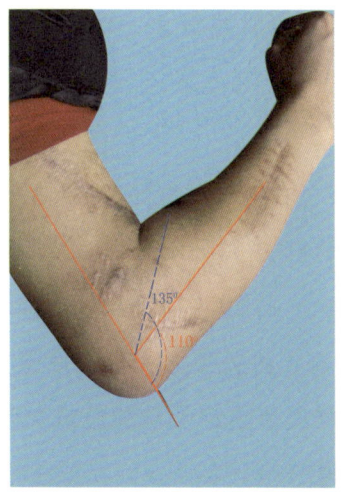

20-4

第三章　关节功能障碍程度的量化判断

一、关节功能障碍程度划分

关节功能受限是骨折和创伤后出现功能障碍的主要表现之一，而关节功能障碍程度的评定也是工伤评残中的难点。本节重点讨论肢体骨折后关节功能障碍的情形。

2014 版标准在附录 A2.5 将关节功能障碍进行了区分：

A2.5.1　关节功能完全丧失　系指关节非功能位僵直、固定或关节周围其他原因导致关节连枷状或严重不稳，以致无法完成其功能活动。

本次标准修订中，我们将"**一髋（或一膝）功能完全丧失**"定为五级（五级 19 条）；"**肩肘关节之一功能完全丧失**"定为五级（五级 14 条）；"**单踝功能完全丧失**"定为六级（六级 20 条）；"**单腕功能完全丧失**"定为七级（七级 19 条）。

A2.5.2　关节功能重度障碍　系指残留关节活动度范围约占正常三分之一，较难完成原有劳动并对日常生活有明显影响。

本次修订正中，我们将"**一髋或一膝关节功能重度障碍**"定为六级（六级 25 条）；"**肩、肘关节之一损伤后遗留关节重度功能障碍**"定为七级（七级 18 条）；"**单踝关节固定于功能位或关节重度功能障碍**"定为七级；"**单腕功能重度功能障碍**"定为八级。

A2.5.3　关节功能中度障碍　残留关节活动度范围约占正常的三分之一到三分

之二，能基本完成原有劳动，对日常生活有一定影响。

鉴定实践中，我们将**"一髋或一膝关节内骨折导致创伤性关节炎，遗留中度功能障碍"**定为七级；**"肩、肘关节之一关节功能中度功能障碍"**定为八级；**"单踝关节功能中度障碍"**定位八级。

A2.5.4　关节功能轻度障碍　残留关节活动度范围约占正常的三分之二以上，对日常生活无明显影响。

鉴定实践中，我们将**"一髋或一膝关节内骨折导致创伤性关节炎，遗留轻度功能障碍"**定为八级；**"单肩或单肘关节轻度功能障碍"**定为九级；**"单踝轻度功能障碍"**定为九级。

腕关节的功能评定在附录 表 B.1 "手、腕部功能障碍评估参考表"中有计分评定方法，腕关节活动度小于正常 1/2 活动度的为腕关节功能重度障碍，计 30 分，定为八级；腕关节活动度大于 1/2 正常活动度者为腕关节功能轻、中度障碍，计 20 分，定为九级。

附：骨折及关节功能障碍分级及参考评分表

骨折及关节功能障碍参考评级表

部位 定级	五级	六级	七级	八级	九级	十级
单髋或单膝	关节功能完全丧失	关节功能重度障碍	关节功能中度障碍	关节功能轻度障碍	骨折内固定后	
单肩或单肘	关节功能完全丧失		关节功能重度障碍	关节功能中度障碍	骨折内固定后无功能障碍或轻度功能障碍	
单踝			关节功能重度障碍	关节功能中度障碍	骨折内固定后无功能障碍或轻度功能障碍	
单腕		关节功能完全丧失	关节功能完全丧失	关节功能重度障碍	关节功能轻、中度障碍	
骨折	1. 严重多发性创伤或关节置换术后所致有近端 DVT 或 PE，严重影响肢体功能，且有超声、影像学或静脉造影等资料依据，功能评估 F Ⅲ /R Ⅲ 2. 多发性骨折，清创内/外固定，清创内/外固定，术后功能评估 F Ⅲ /In Ⅲ 3. 肢体闭合或开放性创伤伴主要血	1. 单一长管状骨折，放创内/外固定，术后功能评估 F Ⅲ /In Ⅲ 2. 多发性骨折，切复内固定，功能评估 F Ⅲ /In Ⅲ 3. 骨盆骨折伴内脏损伤破裂，手术修复，骨折术后肢体功能评估 F Ⅲ 4. 符合评估为五级目录的 4～5条款的伤害情形，但最终	1. 单一长管状骨折，切复内固定，术后功能评估 F Ⅲ /F Ⅲ 2. 四肢大关节关节内骨折，切复内固定，术后功能评估 J Ⅲ /F Ⅲ 3. 四肢大关节韧带损伤，脱位或伴撕脱骨折，组织嵌顿脱位，手术修复，交锁，手术修复，术后功能评估 J Ⅲ 4. 骨盆骨折骨盆环中断，髋臼关节分	1. 手足区域，2个及2个以上掌(跖)骨、指(趾)骨(末节除外)骨折经治疗骨折愈合，功能评估 F Ⅲ 2. 肢体任何部位单一骨折，骨折愈合，功能评估 F Ⅲ 3. 骨盆骨折骨盆环未中断，保守治疗，骨折愈合，功能评估 F Ⅲ 4. 四肢大关节韧带	1. 单拇指指间关节受累 J Ⅲ 2. 单食/中指掌指关节连同相应指间关节同时受累 J Ⅲ 3. 符合评估为八级目录的 1～5条款的伤害情形，但最终评估结果均比相应八级定级标准低一个等级别，定为九级伤残	1. 身体各部位骨折愈合后

管神经损伤,经治疗肢体存活,功能评估 F Ⅲ 4. 任一肢体离断再植成功,肢体存活,功能评估 F Ⅲ,如断肢再植失败,或部分肢体残存遗留残障,参照肢体残缺失标准定级 5. 四肢大关节内骨折或创伤性关节炎,关节置换术,术后功能评估 R Ⅲ	评估结果均比相应定级标准级别低一个等级,定六级伤残	
离,切复内固定术后,功能评估 F Ⅲ 5. 单侧踝、距骨骨折,跟骨骨折,术后功能评估 J Ⅲ/F Ⅲ 6. 单侧拇指掌指关节、腕关节和指间关节三关节功能同时受累,术后功能评估 J Ⅲ 7. 符合第六级和五级 1～3 条款目录,但最终伤害情形,1～3 条款评估结果均比相应定级标准级别低一个等级,定七级伤残		
损伤、脱位或伴撕脱骨折或组织嵌顿交锁,经治疗关节功能评估 J Ⅲ 5. 单拇指掌指关节连同指间关节功能同时受累 6. 符合评估为七级的 1 至 6 条款目录的伤害情形,评估结果均比相应定级标准级别低一个等级,定八级伤残		

注:
R、F、J、In:分别代表关节置换、骨折修复、关节损伤和伤口感染评估
R:关节置换术后评估
R Ⅰ:关节置换术后肢体功能轻度损害
R Ⅱ:关节置换术后肢体功能中等损害
R Ⅲ:关节置换术后肢体功能重度损害
F:肢体骨折后评估
F Ⅰ:肢体骨折后肢体功能轻度评估
F Ⅱ:肢体骨折后肢体功能中等损害
F Ⅲ:肢体骨折后肢体功能重度损害
J:关节损伤和伤口评估
J Ⅰ:外伤后关节功能轻度损害
J Ⅱ:外伤后关节功能中等损害
J Ⅲ:外伤后关节功能重度损害
In:伤口感染评估
In Ⅰ:伤口轻度炎症反应无感染
In Ⅱ:伤口中度感染
In Ⅲ:伤口重度感染

附:骨折后 R、F、J、In 轻度、中等、重度损害评估标准,轻度、中等、重度评估标准详见附录说明

骨折后 F、J、In、R 评估标准说明

1. 骨折后肢体功能评估（FⅠ、FⅡ、FⅢ）

轻度（FⅠ）	中度（FⅡ）	重度（FⅢ）
骨折愈合	骨折愈合、轻度移位	骨折畸形愈合、严重移位
下肢肢体短缩 <2cm	下肢肢体短缩 2～5cm	下肢肢体短缩 >5cm
成角畸形 0°～5°	成角畸形 6°～15°	成角畸形 >15°
无旋转畸形 0°～5°	旋转畸形 5°～10°	旋转畸形 >10°
邻近关节功能无影响	邻近关节功能轻度影响	邻近关节功能中、重度影响
行走不依赖手杖	行走依赖手杖	依赖双腋杖或轮椅

2. 关节内骨折，骨折愈合后关节不平整评估（关节评估 JⅠ、JⅡ、JⅢ）

轻度（JⅠ）	中度（JⅡ）	重度（JⅢ）
关节面不平整 3～5mm	关节面不平整 5～8mm	关节面不平整 ≥8mm
基本达到关节功能活动幅度	达到 1/3～2/3 正常关节功能活动幅度	达不到正常 1/3 关节活动幅度或僵直于非功能位
关节稳定无积液	关节稳定或轻度不稳 5°～10°	关节活动明显受限或不稳 >10°
轻度创伤性关节炎	中、重度创伤性关节炎、关节积液	严重的创伤性关节炎、关节积液或纤维疤痕化
不依赖手杖	依赖或不依赖手杖	依赖双腋杖或轮椅

3. 开放骨折或手术后感染评估（感染评估 InⅠ、InⅡ、InⅢ）

轻度（InⅠ）	中度（InⅡ）	重度（InⅢ）
伤口愈合	伤口深部感染	伤口深部感染
骨折愈合	或骨髓炎	内固定失败
	经治疗感染基本控制	骨折连接或不连接
	内固定失败	伤口不愈、瘘管窦道形成
	骨折连接	骨髓炎未控制

4. 关节置换（置换评估RⅠ、RⅡ、RⅢ）

优（RⅠ）	中（RⅡ）	差（RⅢ）
大关节置换、伤口愈合	大关节置换、伤口愈合	大关节置换术后出现并发症
达到关节功能活动幅度	达到2/3正常关节活动幅度	关节活动度小于正常1/3
关节稳定	关节稳定或轻度不稳定	感染、脱位骨折松动
不依赖手杖	行走依赖手杖	依赖助步器、轮椅

二、关节功能障碍程度评定方法

评定关节功能障碍程度，离不开科学的检查方法。由于工伤鉴定结论于工伤偿付水平直接相关，鉴定需做到去伪存真、客观公正。我们的体会是：劳动能力鉴定实践中应兼顾结果的科学准确和操作的简便易行，既要力求得到客观准确的伤残情况，又不宜过多的增加被鉴定人的时间和物质成本。在大量的鉴定实践中，我们判断关节功能的常用方法有三种：

1. 病史求证法　对涉及关节功能障碍的案例应注意在已有的病史资料和手术前后的影像学检查资料中明晰器质性损伤的基础。对于影像学资料显示关节功能障碍的器质性损伤基础不充分但可提供就医等相关资料的，需重点进行体格检查。影像学检查以X片为主，有条件的可以安排CT或MRI检查。一般关节镜等创伤性检查仅在确有必要且取得被鉴定人同意的情况下方可进行。

2. 目测法　鉴定中注意观察被鉴定人的步态和肢体与躯干动作，特别是要让被鉴定人不刻意地做一些动作，如涉及肩关节功能检查时，可以让被鉴定人做脱衣、脱帽、摸头等动作；涉及腰部活动度检查时，可以要求被鉴定人弯腰脱鞋子进行检查，以期得到较真实的功能情况反映。在检查关节活动度时，既要观察鉴定对象主动活动范围，也要检查其被动活动范围。在没有伴发周围神经损伤等影响运动机能的其他情况时，应更多参考被动活动度。

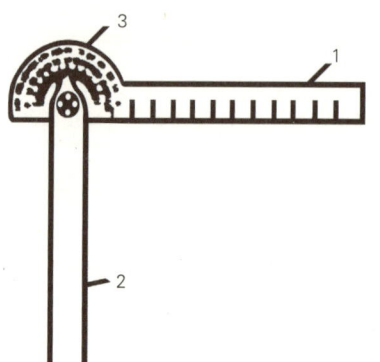

1. 固定臂
2. 活动臂
3. 角度刻盘度

图 2-3-1

注：本文所使用的关节活动度表示方法采用解剖位置为测量的0°位置。解剖位置是指身体直立，双眼平视前方，上肢下垂于躯干两侧，肘部伸平，手掌向前，下肢伸直，双足并拢，足尖向前为基准。

3. 精确测量法　对于再次鉴定案例和疑难案例，要求有更精确的检查指标作为评定依据，可以采用量角器测量法，测量关节活动度。使用量角器测量时应注意确定适当的骨性标志。

三、案例分析

（一）五级案例

案例1　骨盆骨折伴发异位骨化

【简要病史】男性，44岁。车祸致左髋臼粉碎性骨折，行手术内固定。

【检查情况】扶腋杖跛行，不能完成下蹲动作。左股四头肌轻度萎缩（髌骨上10cm之周径右侧44cm，左侧43cm），托马斯症检查阳性，左髋屈曲挛缩约20°，伸屈活动度约5°，受限明显。

X片（20070612）：左髋臼粉碎性骨折，左髂翼及左侧股骨大、小转子骨折，双侧耻骨上下枝骨折。

X片（20070618）：骨折内固定术后左髋臼两块钢板内固定，左股骨大粗隆二枚克氏针+"8"字钢丝内固定。

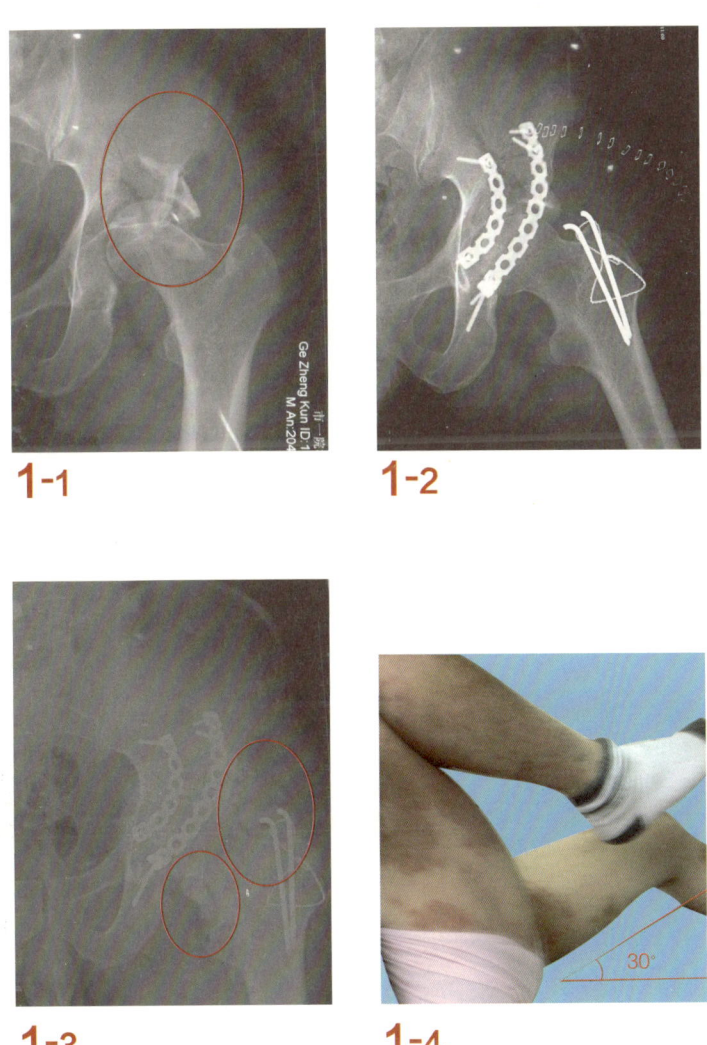

X片（20080107）：髋关节周围呈异位性骨化，以外上方明显。关节间隙狭窄，关节面不平。

【结论】本案系髋臼、髂骨、股骨大小转子骨折，内固定后异位骨化，髋关节屈曲畸形，活动度基本丧失，不能坐下，可判定髋关节功能完全丧失。符合分级系列五级19条（一髋或一膝功能完全丧失）。评定为工伤致残程度五级，无护理依赖。

案例 2 膝关节融合

【简要病史】女性，66岁。36年前高处摔下致双膝粉碎性骨折，当时行双膝髌骨切除术，后左膝发生感染行左膝关节融合术。本次系复查鉴定。

【检查情况】左膝关节骨性融合，僵直于伸直位。右膝活动范围0°～130°，右股四头肌肌力Ⅴ级。

【结论】本左膝符合分级系列五级19条（一髋或一膝功能完全丧失）；右膝符合分级系列九级22条（外伤后膝关节半月板切除、髌骨切除、膝交叉韧带修补术后无功能障碍）。评定为工伤致残程度五级。无生活自理障碍。

【评析】本案患者左膝关节骨性融合，膝关节僵直。考虑到膝关节在人体功能中的重要作用，虽然0°位为其功能位，但其屈曲功能是坐、蹲、登楼等许多基本动作的保证。故我们在实际操作中将这一类伤情视作膝关节功能完全丧失。

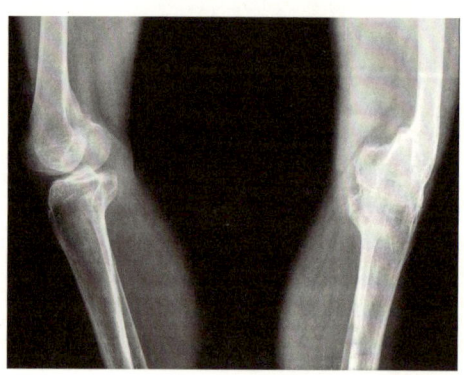

2-1

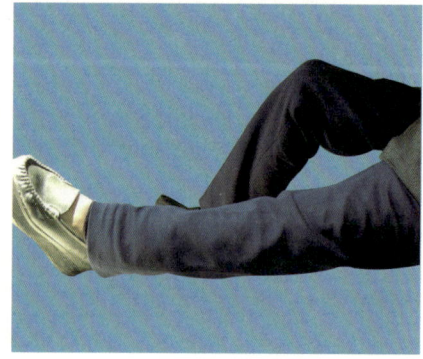

2-2

（二）六级案例

案例 3 胫骨平台骨折后膝关节内翻畸形

【简要病史】男性,53岁。车祸致左膝关节外伤,行手术复位内固定术后两年余。内固定仍残留体内。

【检查情况】步态跛行明显，须拐杖辅助。站立时左膝关节明显内翻畸形。膝

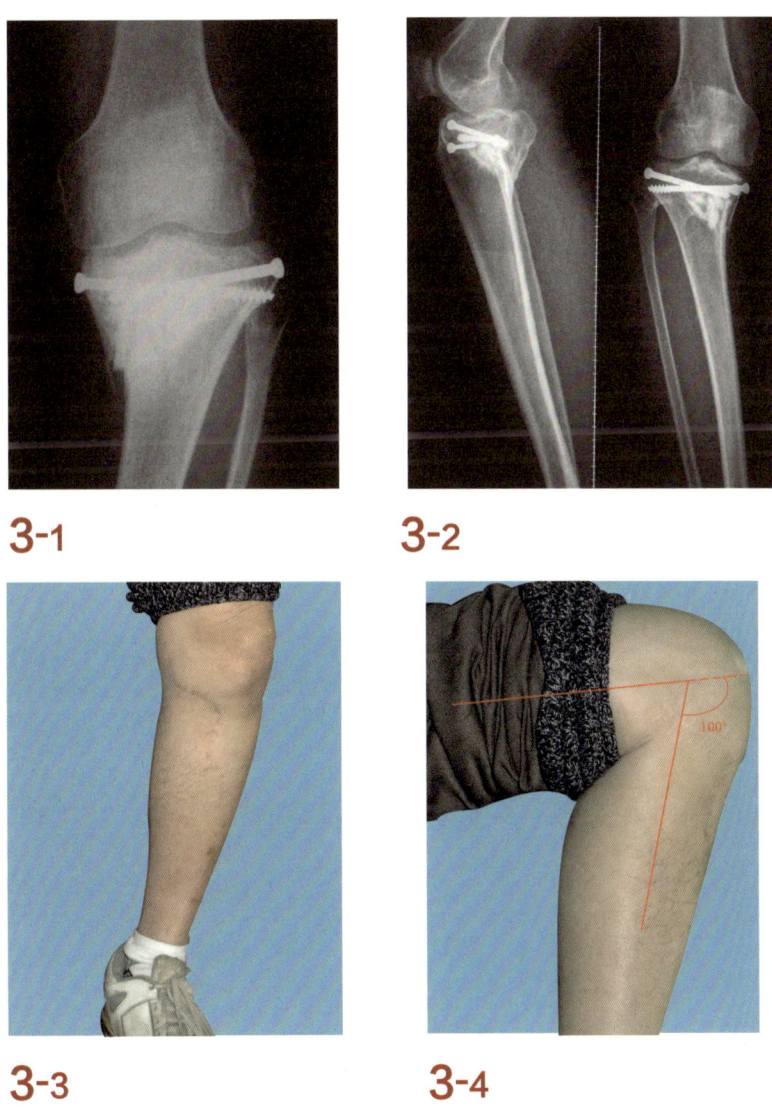

伸可达 0°，屈约 100°。

X 片：左胫骨平台骨折内固定后改变。成角畸形约 20°。

【结论】本案系胫骨平台骨折，复位不佳，其关节屈曲虽可达 100°，但遗留膝内翻伴膝关节不稳，功能障碍明显，经讨论参照分级系列六级 25 条：一髋或一膝关节功能重度障碍。评定为评定为工伤致残程度六级。无生活自理障碍。

案例4　踝关节内翻畸形，非功能位僵直

【简要病史】男性，23岁。右下肢被滚筒卷入，致右胫腓骨开放性粉碎性骨折，右内外踝开放骨折、脱位。先分别行外固定及钢板内固定。6个月后又做取外固定支架，髓内钉内固定。

X片：右踝骨折伴脱位，右胫腓骨粉碎性骨折。

【检查情况】右小腿肿胀，踝关节僵直于跖屈位，内翻畸形，足跟不能着地。

【结论】本案中患者踝关节结构在外伤中破坏较重，复位重建效果不佳，遗留了踝关节内翻畸形，非功能位僵直，对照标准可符合分级系列六级20条（一侧踝以下缺失或踝关节畸形，功能完全丧失）。评定为工伤致残六级，无生活自理障碍。

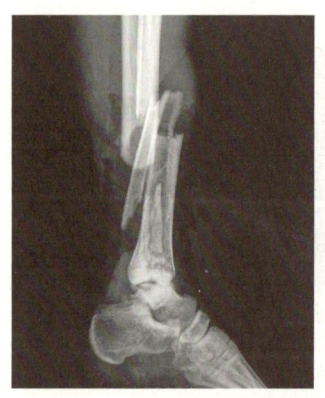
4-1

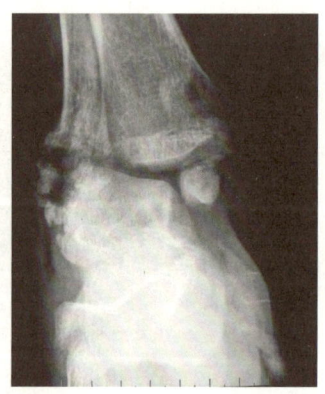
4-2

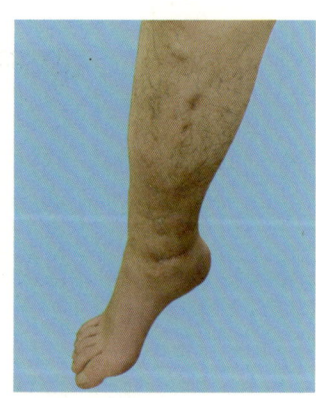
4-3

（三）七级案例

案例5　左锁骨骨折后骨不连

【简要病史】潘某，男性，52岁。车祸致双侧多发性肋骨骨折，左肩胛骨骨折，左锁骨骨折16个月后。因伴有血气胸，当时左锁骨未做手术治疗，骨不连接，遗肩关节活动受限。

【检查情况】左肩关节活动受限，前屈上举85°，外展80°，后伸10°，内收20°。胸廓无畸形无压痛。

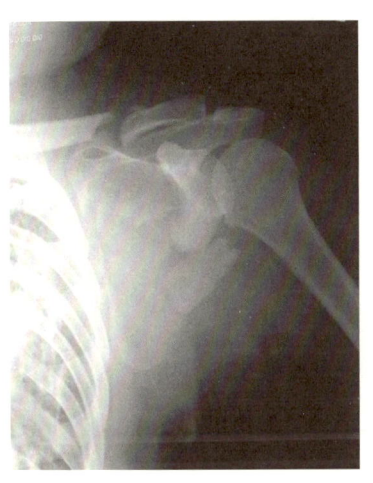
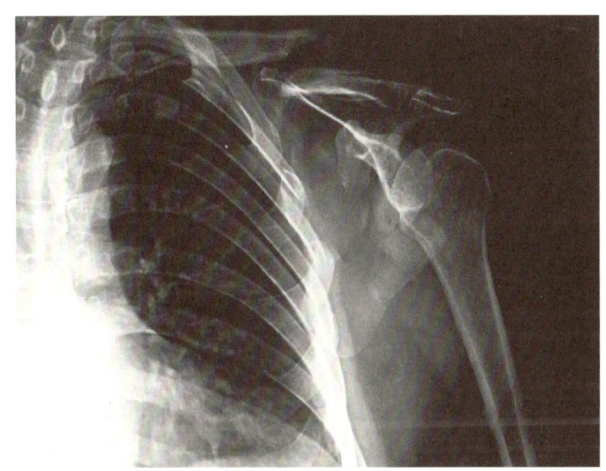

5-1　　　　　　5-2

X 片：双侧多发肋骨骨折，左肩胛骨及锁骨骨折。

X 片：左锁骨不连接，骨端分离。

【结论】本案中患者肩外展手仅可触及头顶，反手仅可触及骶尾部，且需借助转腰完成，肩关节活动度仅为正常活动度1/3左右。一般而言锁骨骨折后骨不连不应直接造成肩关节功能的显著障碍，但在长期制动状态下，肩关节粘连的情况并不少见，评定等级时需考虑其功能的实际状况。本案符合七级18条"肩、肘关节之一损伤后遗留关节重度功能障碍"。评定为工伤致残程度七级，无生活自理障碍。

案例 6　左腕贯通伤

【简要病史】王某，男性，19岁。机器模具压伤左腕，致左腕舟状骨、大小多角骨、头状骨、第一掌骨骨折伴血管神经肌腱损伤。经急诊清创、内固定，修补腕关节囊及拇收、拇对掌、拇短屈、拇外展肌，缝合食、中指深、浅屈肌腱，修补左正中神经、尺神经等。

【检查情况】左腕掌侧及背侧见贯通伤后疤痕，左腕掌屈70°，背屈50°（如图6-2）。左拇末节屈曲约60°，指间关节不能伸直。拇指不能内收外展，左手大

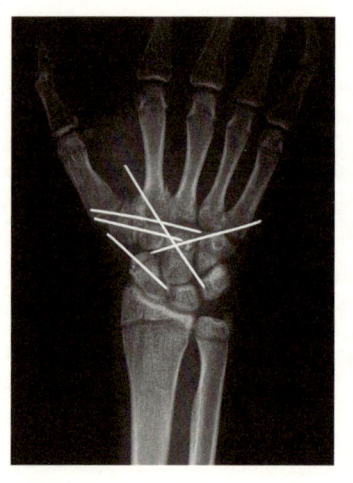
6-1

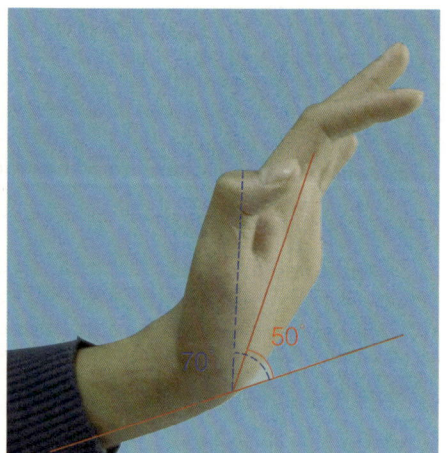
6-2

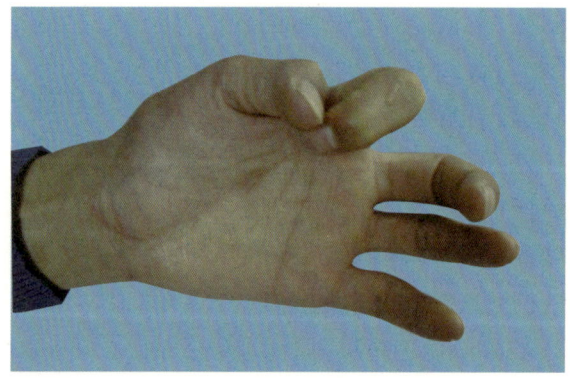
6-3

鱼际肌萎缩明显，骨间肌轻度萎缩，对指功能受限。

X片：左腕骨多发骨折内固定术后。

【结论】本案例为腕手部挤压伤，多发骨折、肌腱血管神经损伤，经治疗后遗留腕部部分功能障碍，手部部分肌瘫。定级可参考手功能缺失评分表，腕关节掌屈70°，背伸50°，提示腕关节轻度功能障碍，评分为20分，属于九级范围；该患者同时有正中神经受累致左手部分肌瘫，肌力3级，可符合七级3条（单手部分肌瘫肌力3级），最终评定为工伤致残程度七级，无生活自理障碍。

案例7　右踝Pilon骨折，胫距、距跟关节融合

【简要病史】 男性，50岁。高处摔落致右踝Pilon骨折，经治疗后遗留创伤性关节炎，行走疼痛，又于10个月后行胫距关节融合，髓内交锁钉内固定（外踝切除做植骨）。现诉行走疼痛好转，活动受限。

【检查情况】 右踝轻度肿胀，右足功能位，踝关节无任何活动度，活动仅发生在中跗关节。CT显示：右踝关节陈旧性Pilon骨折，右踝关节创伤性关节炎，胫骨远端关节面缺损较多。

【结论】 本案例为右踝Pilon骨折遗留创伤性关节炎，行走疼痛。最终施行胫距关节、跟距关节融合术，导致踝关节功能位强直，距下关节强直，距下关节内翻和外翻功能丧失，应定性为踝关节功能重度障碍。参照七级23条（四肢大关节之一关节内骨折导致创伤性关节炎，遗留中重度功能障碍），评定为工伤致残程度七级。无生活自理障碍。

【评析】 需要指出的是，关节活动度丧失决不能等同于关节功能丧失。本案中踝关节固定于功能位，能够完成踝关节的主要功能即负重、支持功能。故本案不能按六级20条（一侧踝关节畸形，功能完全丧失）评定。而应评定为七级。

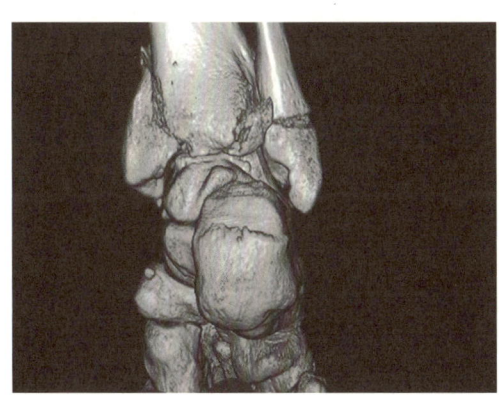

7-1

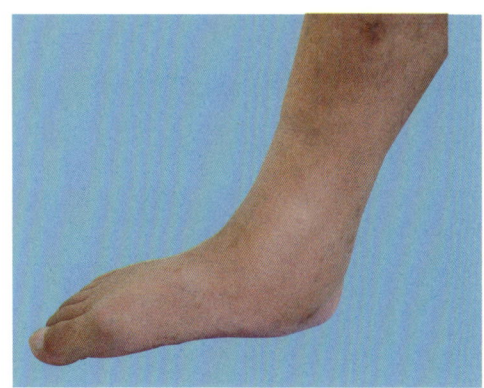

7-2

案例8　股骨颈骨折伴发股骨头坏死

【简要病史】 男性，57岁。外伤致左股骨颈骨折，行切开复位三枚空心钉内固

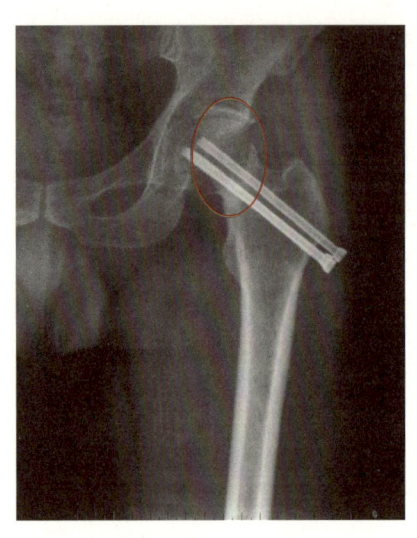

定后18个月。现诉行走、站立时左髋关节疼痛,不能负重。

【检查情况】坐位,左髋可见手术疤痕。左股四头肌轻度萎缩,左髋屈曲、伸直均无受限。

X片(200708):左股骨颈(头下型)骨折。

X片(200711):左股骨颈骨折内固定术后,未达解剖复位。

X片(200804):左股骨头骨吸收,有缺血坏死现象。

【结论】参照七级24条,评定为工伤致残程度七级。无生活自理障碍。

【评析】根据文献记录,股骨颈骨折后,股骨头缺血坏死的发生率可达30%左右。股骨头无菌性坏死有其发展过程。在鉴定实践中,我们根据髋关节活动功能和坏死发展程度进行评级。鉴定当时检查髋关节活动度可,步态轻度跛行。目前情况参照七级23条(四肢大关节创伤性关节炎,长期反复积液),评定为工伤七级。必须看到,股骨头坏死是一个进展的过程,如进一步发展到晚期,股骨头塌陷,患肢短缩,髋关节活动范围变小等,而未行髋关节置换术的,应对应更高级别套级。如六级25条(一髋或一膝关节重度功能障碍)及五级19条(一髋或一膝功能完全丧失)。

案例9 全髋髋关节置换术后

【简要病史】男性,52岁。因车祸致左股骨颈骨折,行切开复位DHS内固定后一年出现股骨头缺血性坏死,又一年半后行全髋关节置换术。

【检查情况】步态正常,髋关节活动度:屈大于90°,外展大于30°,旋转可。

【结论】七级22条(四肢大关节之一人工关节术后,基本生活能自理),评定为工伤致残程度七级。无生活自理障碍。

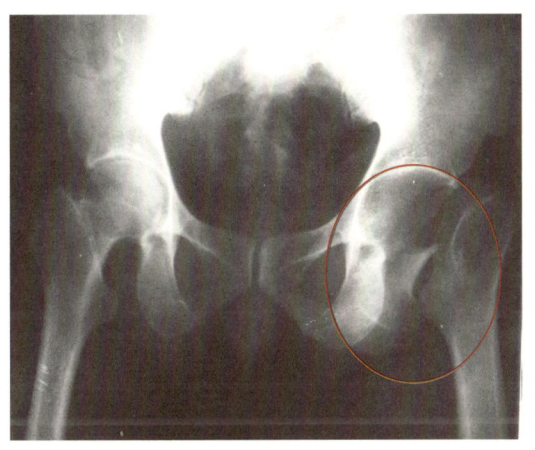 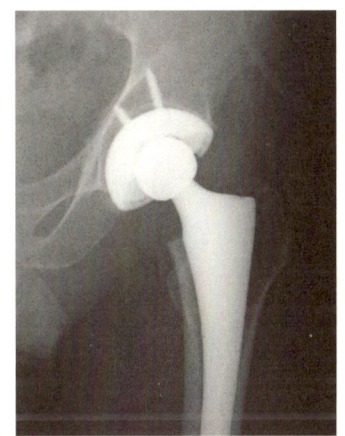

9-1　　　　　　　　　　　9-2

（四）八级案例

案例 10　　肱骨头骨折

【简要病史】男性，53 岁。车祸致左肱骨头骨折 15 个月后。行切开复位空心钉内固定术。现左肩活动受限。

当时 MRI：左肱骨头粉碎性骨折，断端分离移位。关节囊肿胀，血性积液，肩袖损伤。

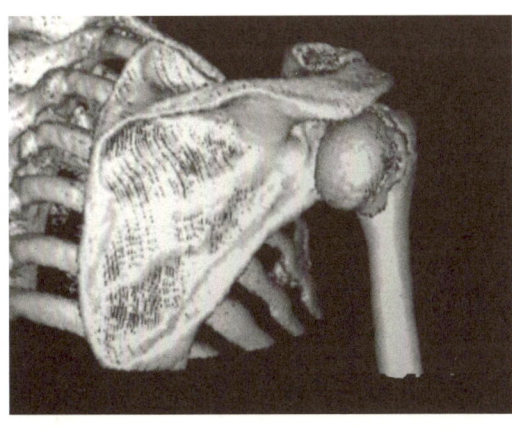 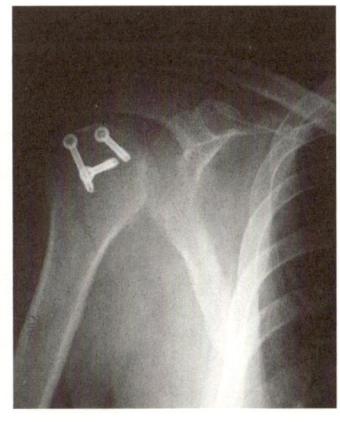

10-1　　　　　　　　　　　10-2

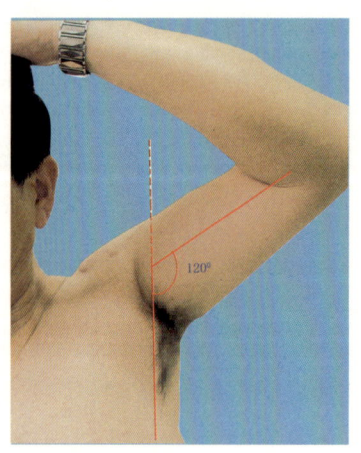
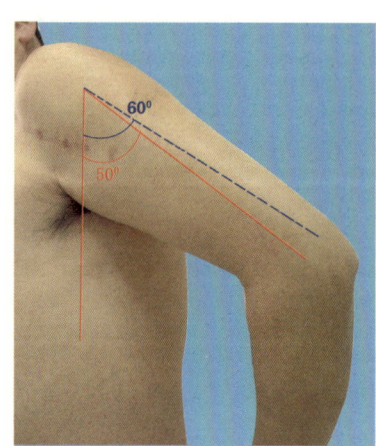

10-3　　　　　　　　　　　10-4

【检查情况】左肩前部见手术疤痕约15cm，左肘活动不受限，左肩活动受限。外展约110°，屈肘可勉强触及头顶。

前屈约80°，后伸约50°，反手向后可触及腰3平面。

CT三维成像：左肱骨近端骨折。

X片：左肱骨近端骨折内固定后，断端位置好。

【结论】本案系肱骨头骨折内固定后，肩关节粘连，活动能达功能位。根据附录A8相应等级条款，相应于工伤八级，评定为工伤致残程度八级。无生活自理障碍。

案例11　胫骨平台骨折

【简要病史】男性，51岁。车祸致右胫骨平台骨折，行切开复位内固定术。

【检查情况】右膝关节无肿胀，伸0°，屈110，抽屉试验（±）；

X片：内固定在位，右胫骨平台关节面不平整，凹陷约1.5mm。

【结论】本案例为胫骨平台骨折遗留创伤性关节炎，关节功能尚可。符合八级24条（四肢大关节之一关节内骨折导致创伤性关节炎，遗留轻度功能障碍）。评定为工伤致残程度八级，无生活自理障碍。

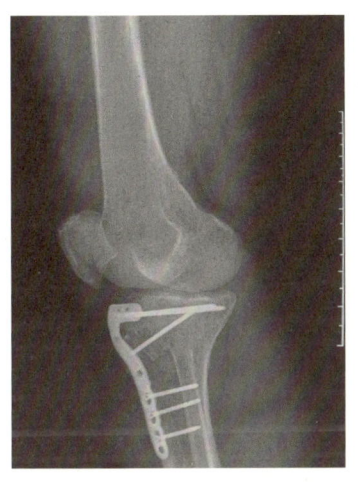
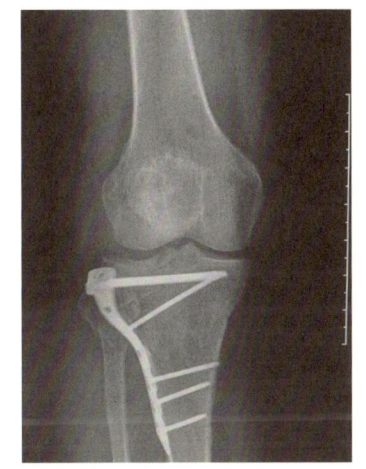

11-1　　　　　11-2

案例 12　踝关节创伤性关节炎

【简要病史】中年男性，右足被钢板轧伤，致右内踝骨折，次日行切开内固定复位，后因下胫腓骨分离，第二次做内固定。现术后 18 个月，诉负重行走疼痛。

【检查情况】右踝肿胀、压痛，屈伸范围 20° 左右。

X 片：右胫骨下端内固定，踝关节面不光整。

【结论】阅本案 X 片，遗留有踝关节面毛糙，胫骨关节外侧软骨缺损，踝关节活动中度受限。创伤性关节炎诊断明确。根据分级系列八级 24 条，评定为工伤致残程度八级。无生活自理障碍。

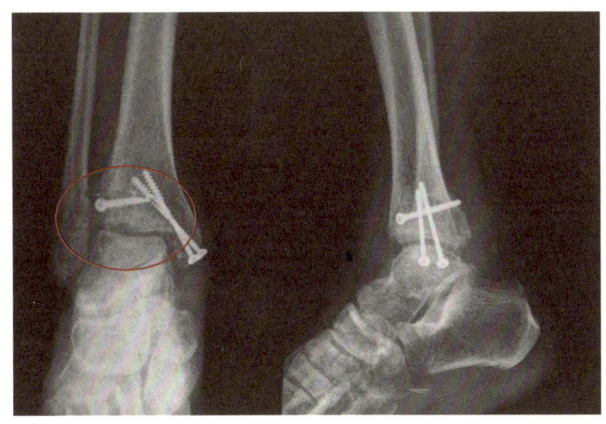

12

案例13　前臂筋膜间隔综合征遗腕关节功能障碍

【简要病史】男性，23岁。机器碾压伤左前臂致前臂软组织挫裂伤及桡骨远端骨折、尺骨茎突骨折。当时诊断有前臂筋膜间隔综合征。行左前臂切开减压、探查及桡骨内固定术后8个月。

【检查情况】前臂见多条纵行增生性疤痕，较柔软。前臂软组织轻度纤维变性挛缩，腕关节伸屈功能中度受限。前臂旋转功能正常，尺骨茎突叩击有放射麻感。2~4手指被动伸直轻度受限。腕屈20°，背伸30°。

X片示：左桡骨远端骨折伴错位，尺骨茎突骨折内固定中。

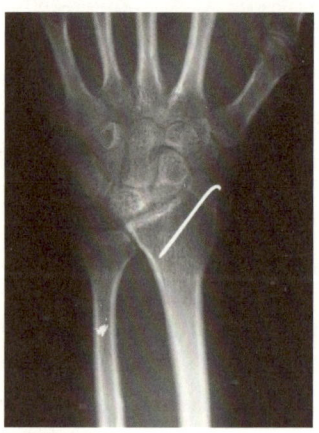

13-1

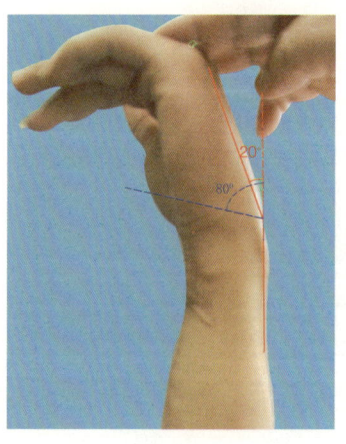

13-2

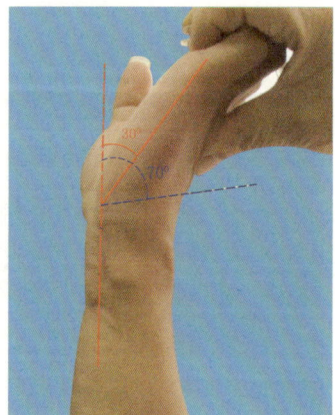

13-3

【结论】本案系前臂筋膜间隔综合征,遗留关节功能障碍,活动度小于正常1/2。根据附录 B2.12 手、腕部功能障碍评估参考表,评分为 30 分,评定为工伤致残程度八级,无生活自理障碍。

案例 14　尺骨冠状突伴桡骨颈骨折

【简要病史】女性,46 岁。因摔倒左肘着地,致左尺骨冠状突、左桡骨颈骨折。入院行左尺骨冠状突切开复位内固定术后 22 个月。

【检查情况】左前臂尺侧肘下方见手术疤痕。前臂无肿胀无压痛,左肘伸直受限,主动活动伸约 45°,屈曲可达 95°。

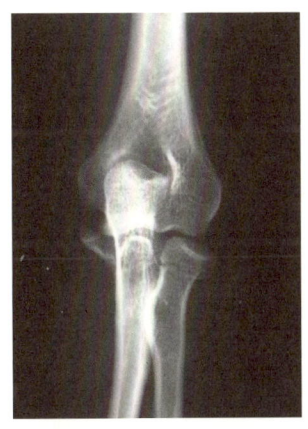
14-1

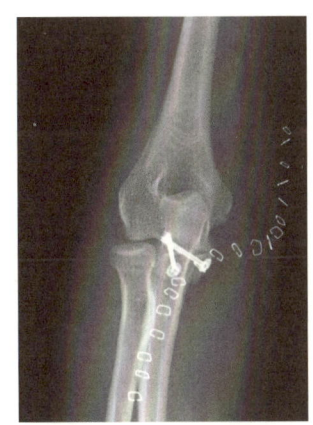
14-2

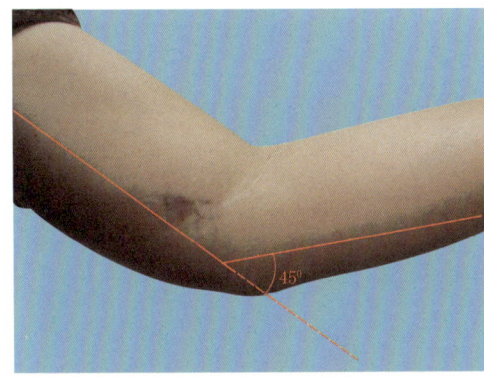
14-3

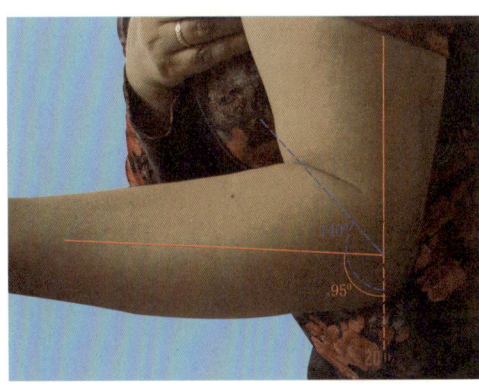
14-4

X片示：左侧尺骨冠状突骨折，左侧桡骨小头骨折。

X片示：左尺骨冠状突骨折内固定中。

【结论】本案系尺桡骨上段骨折内固定术后，遗留肘关节粘连，伸屈活动度45°～95°，达到正常关节活动度1/2，肘关节功能中度障碍，可符合八级24条（四肢大关节之一关节内骨折导致创伤性关节炎，遗留轻度功能障碍）。评定为工伤致残八级，无生活自理障碍。

案例15　桡骨小头人工置换术后

【简要病史】男性，36岁。摔伤致右肱骨小头骨折、桡骨小头骨折、右肘脱位，右肱骨小头锚钉固定，右桡骨小头人工关节置换术后。

【检查情况】右肘无肿胀，伸屈10°～100°，旋前轻度受限，可达60°，旋后可。

【结论】关于桡骨小头置换后能否适用七级22条（四肢大关节人工关节术后，基本生活能自理）条款，可能各地看法不尽一致，我们认为桡骨小头置换与全髋、全膝置换不能等量齐观，可根据等级相应原则（附录A.8），评定为工伤致残程度八级，无生活自理障碍。

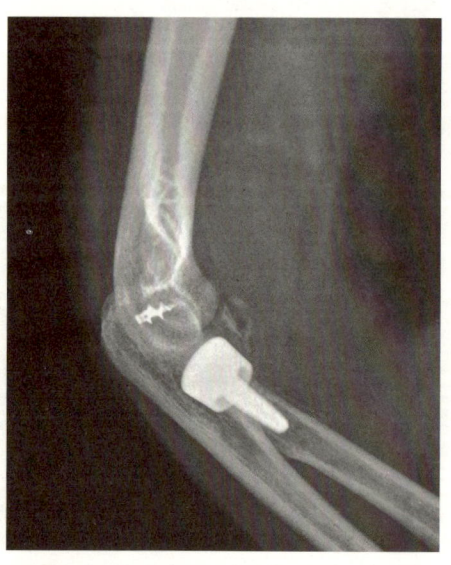
15-1

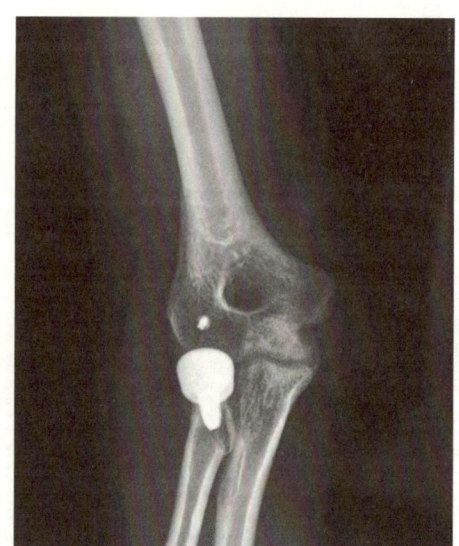
15-2

（五）九级案例

案例 16　胫腓骨下段粉碎性骨折内固定术后

【简要病史】男性，32岁。重物砸伤右小腿致右胫腓骨骨折。行切开复位钢板内固定术后。

【检查情况】右小腿内侧纵行手术疤痕，右小腿及踝关节肿胀，踝关节背伸约10°，跖屈30°，活动范围较对侧减少约20°。行走跛行。

X片：右胫腓骨中下1/3粉碎性骨折，钢板内固定后。骨痂丰富，骨折线部分可见。

【鉴定结论】本案骨折未波及踝关节面，虽然体检关节活动度稍受限，但损伤基础提示功能影响应较轻。根据分级系列九级23条，评定为工伤致残程度九级。无生活自理障碍。

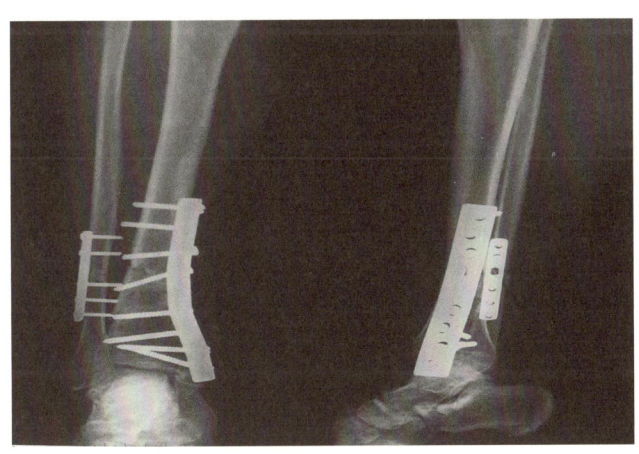

案例 17　科雷氏骨折伴尺骨茎突撕脱性骨折

【简要病史】男性，52岁。右桡骨colle's骨折，右尺骨茎突骨折后11个月，未手术。现诉腕关节活动受限。

【检查情况】右腕关节肿，掌屈轻受限、疼痛，旋转功能轻度障碍。

X片：右桡骨远端骨折，尺骨茎突撕脱性骨折。

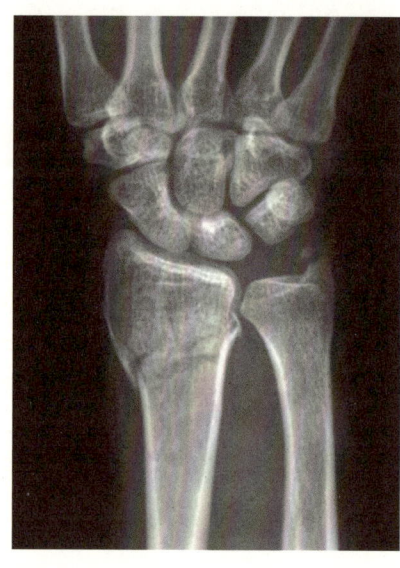

17

【结论】科雷氏骨折在临床上非常多见,多采取手法复位后石膏固定治疗。一般不遗留或遗留轻度功能障碍。经讨论认为本案属于骨折愈合后有轻度腕关节功能障碍,根据附录B2.12手、腕部功能障碍评估参考表,评分为20分,评定为因工致残程度九级。无生活自理障碍。

附:四肢关节运动活动度检测方法

四肢关节运动活动度检测方法

肩关节活动度		前屈上举：150°~170°。开始位置：仰卧位；臂位于躯干侧方用手心朝下。测量方法：矢状面。避免连带动作：弓背。转动躯干。量角器：轴心位于关节侧方肩峰下方。固定臂平行于躯干腋中线。活动臂平行于肱骨中线
		后伸：40°~45°。开始位置：俯卧位；臂位于躯干两侧且手心朝下。测量方法：矢状面。避免连带动作：肩抬离台面。转动躯干。量角器：轴心位于关节侧方肩峰下方。固定臂平行于躯干腋中线。活动臂平行于肱骨中线
		外展上举：160°~180°。开始位置：仰卧位；上肢放在身体两侧。测量方法：前面观（必须向外侧最大限度地旋转肩关节）。避免连带动作：躯干向侧方运动。转动躯干。量角器：轴心位于肩关节前面，并与肩峰成一直线。固定臂平行于躯干腋中线。活动臂平行于肱骨中线
		水平位内旋：70°~90°。开始位置：仰卧位；臂外展至90°；肘关节屈曲90°且手心向下；前臂垂直于地面。测量方法：横断面。避免连带动作：伸展肩关节。旋转躯干。改变肩肘关节初始角度。量角器：轴心通过肱骨的垂直轴。固定臂垂直于地面。活动臂平行于前臂中心
		水平位外旋：60°~80°。开始位置：仰卧位；臂外展至90°；肘关节屈曲90°且手心向下；前臂垂直于地面。测量方法：横断面。避免连带动作：弓臂。旋转躯干。改变肩、肘关节角度。量角器：轴心通过肱骨的垂直轴。固定臂垂直于地面。活动臂平行于前臂中心
		水平屈曲、水平伸展：开始位置：坐位；肩关节90°外展，肘伸展，掌心向下。固定臂：通过肩峰的冠状轴线。移动臂：通过肩峰的冠状轴线

(续表)

肘关节活动度		屈曲：135°~150°。开始位置：仰卧位；臂位于躯干两侧且肘关节伸直。手心向上握拳状。测量方法：矢状面。量角器：轴心位于关节侧方并通过肱骨上髁。固定臂平行于肱骨中线。活动臂平行于前臂中线
		伸展：0°（过伸10°）肘伸展测量方法示意
		旋前：80°~90°。开始位置：坐或站立；臂位于躯干侧方，肘紧靠躯干；肘关节弯曲成90°；前臂中立位时手心向内侧，腕关节中立位呈握铅笔状。测量方法：横断面。避免连带动作：旋转躯干。活动臂部。改变肘关节角度。腕关节成角。量角器：轴心通过前臂纵轴。固定臂平行于肱骨中线。活动臂平行于所握铅笔（拇指侧）
		旋后：80°~90°。开始位置：坐或站立；臂位于躯干侧方，肘紧靠躯干；肘关节弯曲成90°；前臂中立位时手心向内侧；腕关节中立位呈握铅笔状。测量方法：横断面。避免连带动作：旋转躯干。活动臂部。改变肘关节角度。腕关节成角。量角器：轴心通过前臂纵轴。固定臂平行于肱骨中线。活动臂平行于所握铅笔（拇指侧）
腕关节活动度		掌屈：50°~60°。开始位置：屈肘；前臂及肘关节呈中立位。测量方法：矢状面。量角器：轴心位于腕关节背侧（与第三掌骨成一线）。固定臂紧贴前臂背侧中线。活动臂紧贴手背正中
		背屈：50°~60°。开始位置：屈肘；前臂及肘关节呈中立位。测量方法：矢状面。量角器：轴心位于腕关节掌侧（与第三掌骨成一线）。固定臂紧贴前臂掌侧中线。活动臂紧贴掌面正中
		桡屈：25°~30°。开始位置：前臂手掌向下；腕关节处中立位。测量方法：正面。量角器：轴心位于腕关节背面腕骨的中点。固定臂位于前臂的中线。活动臂位于第三掌骨

第三章·关节功能障碍程度的量化判断

（续表）

腕关节活动度	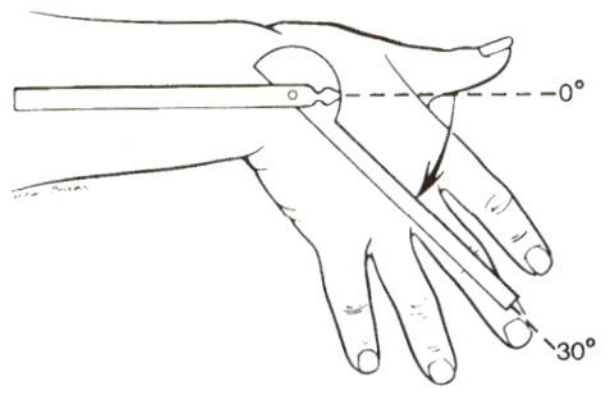	尺屈：30°~40°。开始位置：前臂手掌向下；腕关节处中立位。测量方法：正面。量角器：轴心位于腕关节背面腕骨的中点。固定臂位于前臂的中线。活动臂位于第三掌骨
髋关节活动度	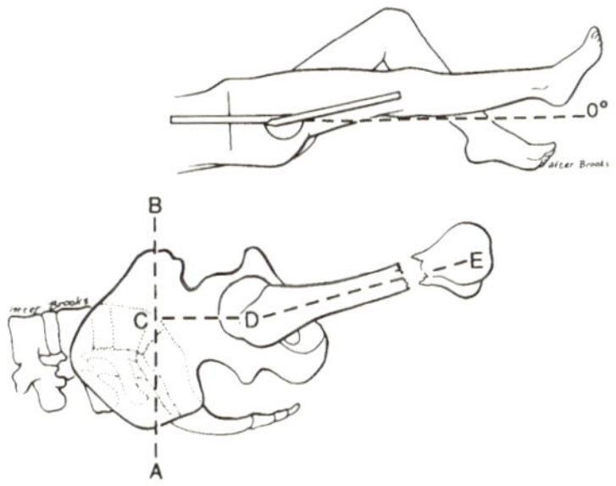	伸展：10°~15°。开始位置：侧卧或仰卧；大腿下部分弯曲以获支撑。测量方法：矢状面画一条髂前上棘与髂后上棘的连线（B-A），画一条垂线至股骨大转子（C-D）。量角器：轴心位于股骨大转子（D）。固定臂位于垂线（C-D）。活动臂位于股骨干
	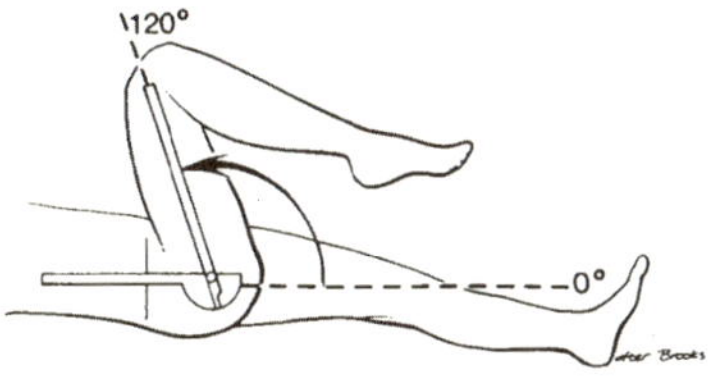	前屈：130°~140°。开始位置：侧卧或仰卧（可以轻微屈膝以获支持）。测量方法：矢状面。重新定位大转子并重画C-D线，如上图所示。量角器：放置方法同上图所示
	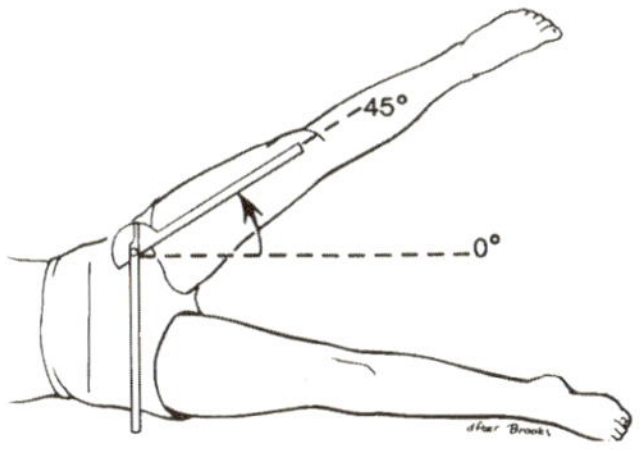	外展：30°~45°。开始位置：侧卧。测量方法：矢状面。量角器：轴心位于大转子。固定臂垂直于地面。活动臂平行于股骨干
	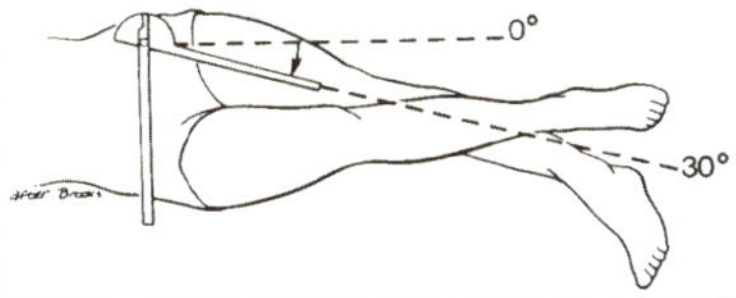	内收：20°~30°。开始位置：仰卧；大腿伸直并取中立位。测量方法：前面画一条连双侧髂前上棘之连线。量角器：轴心位于髋关节上。固定臂平行于双侧髂前上棘之连线。活动臂沿股骨干
	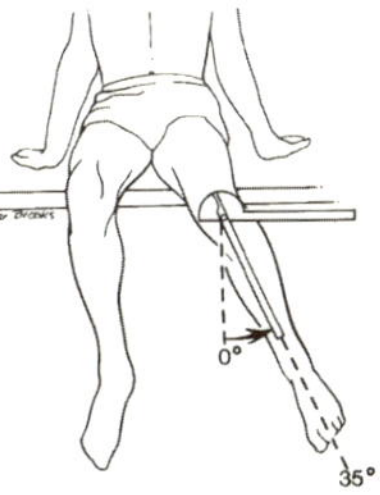	内旋：40°~50°。开始位置：俯卧、坐位或仰卧；屈膝90°。测量方法：横断面。避免连带动作：旋转躯干。股部抬离台面。量角器：轴心通过股骨长轴。固定臂平行于台面。活动臂平行于小腿

（续表）

髋关节活动度		外旋：30°~40°。开始位置：坐位；屈膝90°。测量方法：横断面。避免连带动作：旋转躯干。股部抬离台面。量角器：轴心通过股骨长轴。固定臂平行于台面。活动臂平行于小腿
膝关节活动度		屈曲：120°~150°。开始位置：俯卧。测量方法：矢状面。量角器：轴心通过膝关节。固定臂沿股中部。活动臂沿腓骨 伸直：0°（过伸5°）
踝关节活动度		背屈：20°~30°。开始位置：坐位；屈膝90°；足与腿呈90°。测量方法：矢状面。量角器：轴心紧靠足底。固定臂沿腓骨。活动臂沿第五跖骨
		跖屈：40°~50°。开始位置：坐位；屈膝90°；足与腿呈90°。测量方法：矢状面。量角器：轴心紧靠足底。固定臂沿腓骨。活动臂沿第五跖骨
指关节活动度		第一掌指屈曲：开始位置：肘轻微屈曲；手掌向上；伸五指。测量方法：前面。量角器：轴心位于第一掌指关节侧方。固定臂平行于第一掌骨中线。活动臂平行于近节指骨中线
		第二、三、四掌指屈曲：开始位置：屈肘；手掌向下；腕关节呈中立位。量角器：轴心位于掌指关节背侧的中点。固定臂位于第一掌骨背侧的中点。活动臂位于近侧指骨的中点

（续表）

指关节活动度	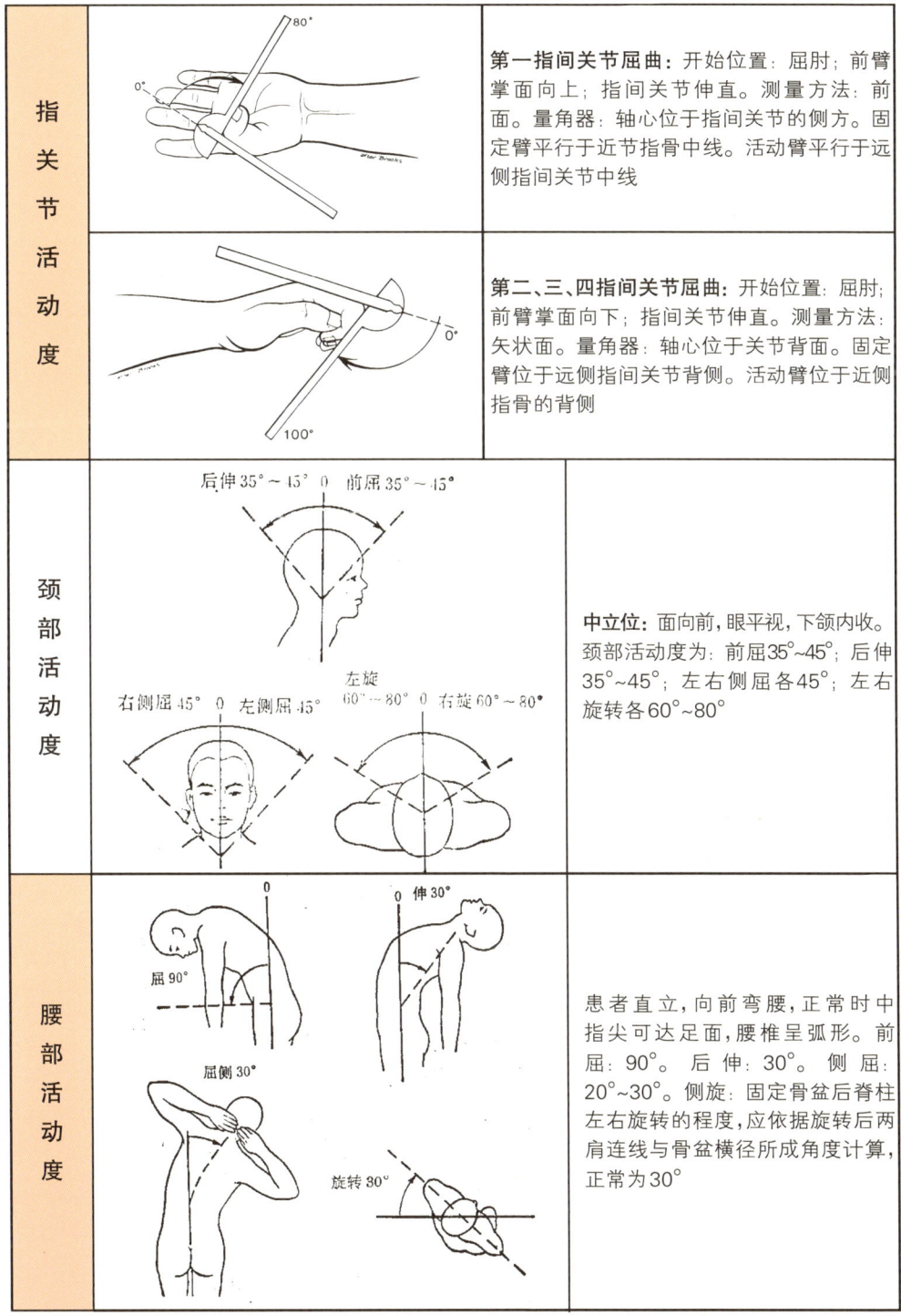	**第一指间关节屈曲：**开始位置：屈肘；前臂掌面向上；指间关节伸直。测量方法：前面。量角器：轴心位于指间关节的侧方。固定臂平行于近节指骨中线。活动臂平行于远侧指间关节中线
		第二、三、四指间关节屈曲：开始位置：屈肘；前臂掌面向下；指间关节伸直。测量方法：矢状面。量角器：轴心位于关节背面。固定臂位于远侧指间关节背侧。活动臂位于近侧指骨的背侧
颈部活动度		**中立位：**面向前，眼平视，下颌内收。颈部活动度为：前屈35°~45°；后伸35°~45°；左右侧屈各45°；左右旋转各60°~80°
腰部活动度		患者直立，向前弯腰，正常时中指尖可达足面，腰椎呈弧形。前屈：90°。后伸：30°。侧屈：20°~30°。侧旋：固定骨盆后脊柱左右旋转的程度，应依据旋转后两肩连线与骨盆横径所成角度计算，正常为30°

第四章　脊柱和脊髓损伤

脊柱是人体躯干的中轴支柱，它由24块独立的脊椎骨和5个融合为一体的骶骨和3个尾骨联结组成。由各脊椎骨相连而成的椎管内包容并保护了脊髓和脊神经，同时它具有支持体重、维持平衡、吸收震荡和参与运动的功能。此外，它参与构建胸腔、腹腔和盆腔，保护各腔内的重要器官。

在上海市2008年取样的7 198件工伤案例中，脊柱脊髓损伤为467件，占比约6.5%，其中又以胸腰段脊椎损伤多见，约占脊柱脊髓损伤的88%。

由于脊柱脊髓损伤根据损伤机制、损伤部位的不同，导致的脊柱形态、畸形

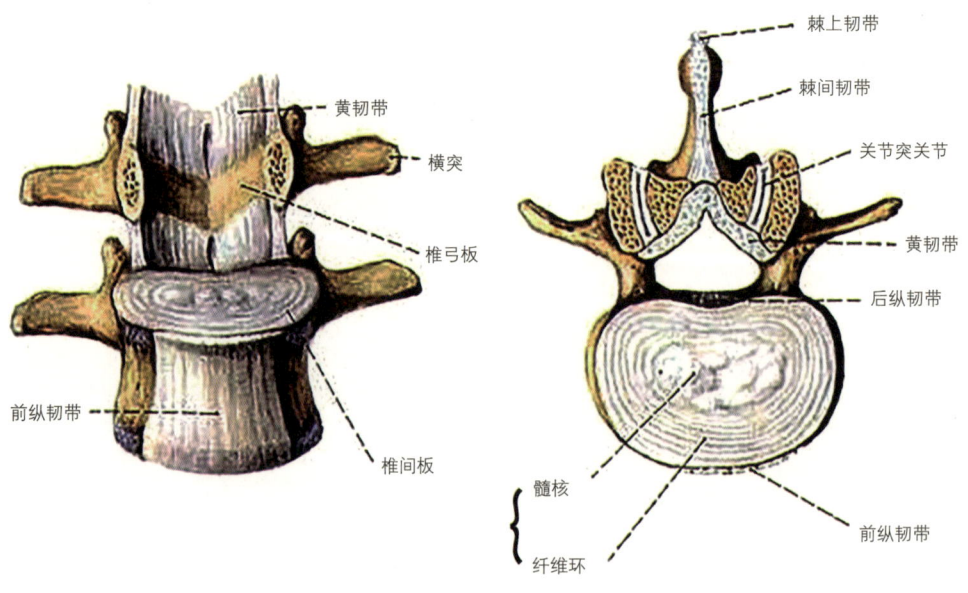

图2-4-1　锥体结构示意图

程度以及脊髓损伤的层面及程度各不相同，鉴定时均需仔细甄别，给予合理定级。2014版标准中新增了以稳定性/不稳定性脊柱骨折的判定基准（见附录A2.7），并与椎体高度压缩程度一起作为脊柱骨折定级的依据，不稳定性脊柱骨折定为八级（见八级13条）。此外，新标准中对急性外伤所致的腰椎间盘突出的表述及诊断标准提出了更详细界定（详见专题三）。

稳定与不稳定脊柱骨折

稳定与不稳定是常用于判断脊柱骨折严重程度的术语，脊柱稳定骨折的含意是指脊椎骨或其附件或相连的软组织结构虽有骨折或损害，临床上可表现疼痛、影像学显示脊柱骨折或伴有压缩和轻度移位，但脊柱结构稳定性未遭破坏，脊髓未受损伤也不存在潜在受损的威胁。脊柱不稳定骨折则显示脊椎骨严重粉碎性骨折、明显移位或压缩；可伴有脊髓损害或存在脊髓受损潜在可能。

脊柱骨折的 Denis 分类

常用的脊柱骨折分类是 Denis 提出的基于三柱理论的分类方法。这一分类最初应用于胸腰段骨折，目前也广泛应用于颈椎骨折，这一分类方法将脊柱从解剖学上分为三柱：

- 前柱——包括前纵韧带，椎体和椎间盘的前 2/3
- 中柱——包括椎体和椎间盘的后 1/3，后纵韧带
- 后柱——包括椎弓根，椎板，小关节突，以及后方韧带复合体

中柱是维持脊柱稳定的关键。只要中柱是完整的，则脊柱的力学性能是稳定的，能承受正常载荷。假如前、中柱或后、中柱受损，则脊柱是不稳定的，并可能有神经损伤，临床上，患者多有难忍的疼痛，脊柱可有明显畸形，如有脊髓受损，则可出现脊髓损伤平面以下神经功能障碍。

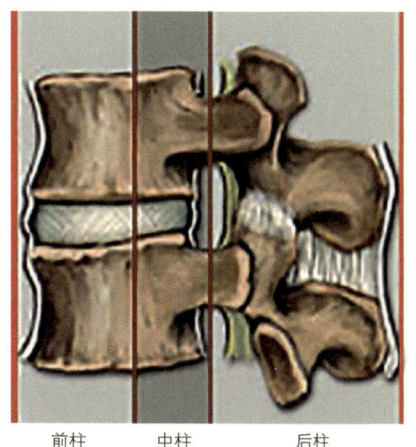

图 2-4-2　Denis 三柱图解

一、脊柱损伤案例分析

案例 1　腰 1 椎体压缩性骨折

【简要病史】男性,51 岁。2012 年 1 月车祸致 L1 轻度压缩性骨折,保守治疗后。

【检查情况】腰背部叩击痛不明显,腰椎前屈、后伸活动基本正常,双下肢反射无亢进。

X 片和 CT：L1 椎体轻度压缩性骨折,椎体前缘高度压缩 <1/2。

【结论】符合九级 12 条（脊椎压缩骨折,椎体前缘高度减少小于 1/2），评定为工伤致残程度九级。无生活自理障碍。

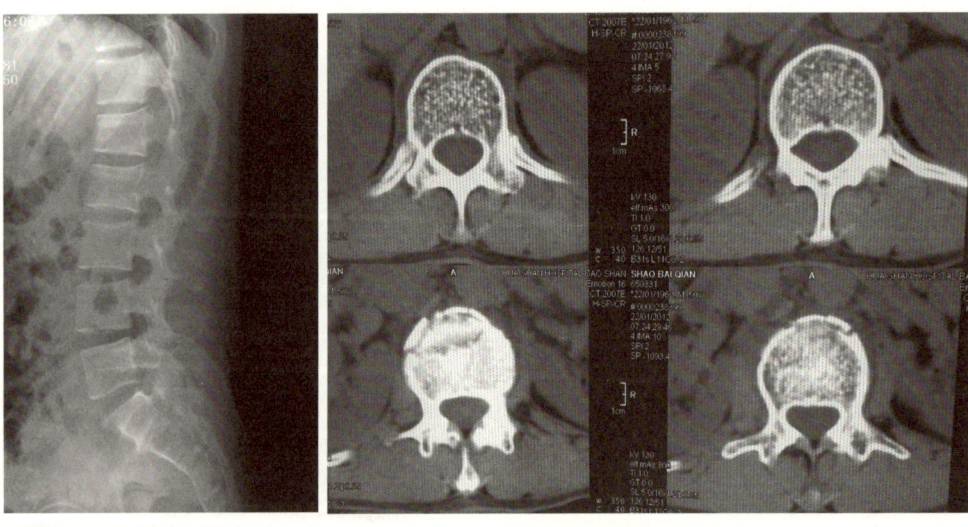

1-1　　　　1-2

案例 2　腰 2 椎体压缩性骨折

【简要病史】男性,32 岁。电力作业时高处坠落伤致 L2 椎体压缩性骨折,L2-3 左侧横突骨折。

【检查情况】腰部各向活动度无明显受限,双下肢腱反射无亢进。

CT 三维成像提示：L2 压缩性骨折,L2-3 横突骨折。

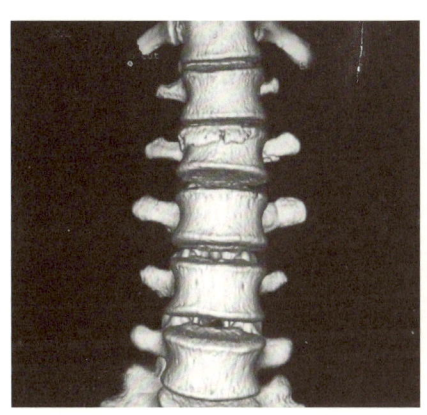 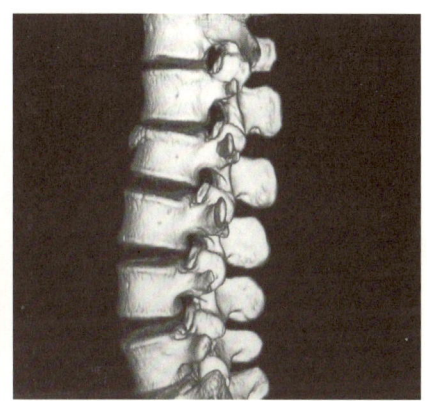

2-1　　　　　　　　2-2

【结论】符合九级 12 条（脊椎压缩骨折，椎体前缘高度减少小于 1/2），评定为工伤致残程度九级。无生活自理障碍。

案例 3　腰 5 椎体滑脱

【简要病史】女性，44 岁。2012 年 6 月摔伤后腰痛伴右下肢放射痛，诊断 L5 双侧椎弓根断裂、椎体Ⅰ度滑脱，行后路复位减压手术、植骨融合内固定。

【检查情况】切口愈合好，腰椎活动基本正常，双下肢运动无障碍。

MRI：L5 双侧椎弓根断裂，椎体Ⅰ度滑脱，无水肿信号改变。

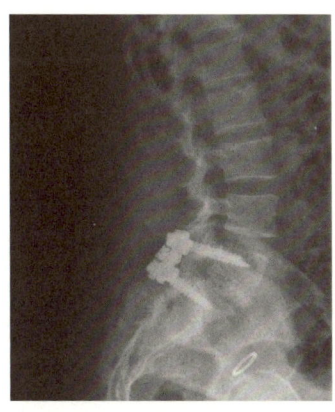 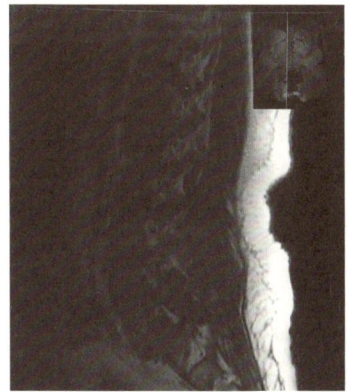

3-1　　　　　　　　3-2

【结论】符合九级14条（1～2节脊柱内固定术后），评定为工伤致残程度九级。无生活自理障碍。

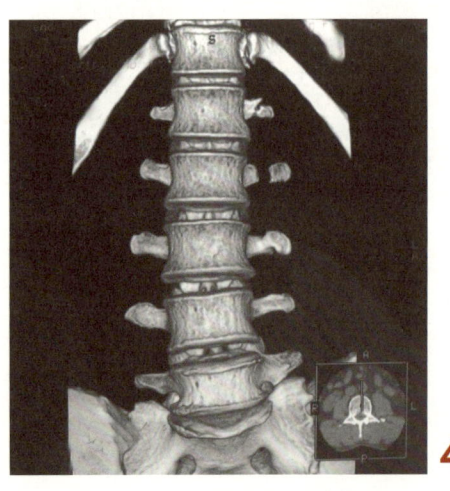

案例4　腰椎横突骨折

【简要病史】男性，45岁。2013年1月高处坠伤致腰1～4椎体左侧横突骨折，目前诉腰部不适。

【检查情况】腰前屈稍受限，后伸可。腰椎叩击痛（±）。

CT三维成像提示：L1、2、3、4左侧横突骨折。

【结论】符合九级11条（两个以上横突骨折），评定为工伤致残程度九级。无生活自理障碍。

案例5　骶骨骨折

【简要病史】女性，23岁。2013年3月跌倒臀部着地致骶骨骨折，诉骶尾部疼痛。

【检查情况】骶尾部压痛。X片：骶骨骨折，稍成角。

【结论】符合十级12条（身体各部位骨折愈合后无功能障碍或轻度功能障碍），评定为工伤致残程度十级。无护理依赖。

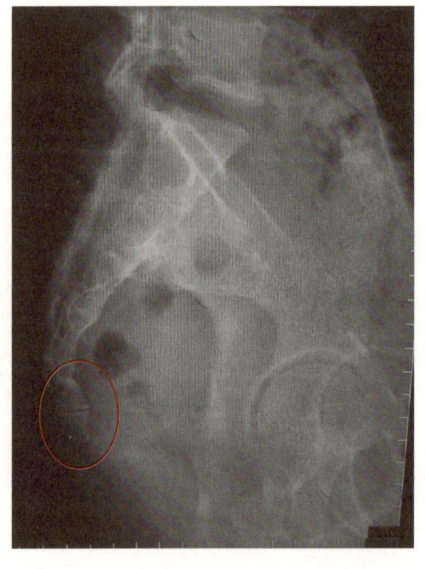

案例6　T12骨折

【简要病史】女性，41岁。2012年5月高处坠落伤致T12爆裂性骨折，无双下肢瘫、无大小便功能障碍，2天后行切开复位内固定术，术后愈合好，目前诉右下肢痛麻感，弯腰及下蹲不便。

【检查情况】腰背部手术切口愈合好。下腰部伸屈、左右侧弯活动度正常范围内，双下肢肌力、感觉正常，腱反射无亢进。

【结论】符合八级13条（脊椎压缩性骨折，前缘高度减少大于1/2以上者或脊椎不稳定性骨折），评定为工伤致残程度八级。无生活自理障碍。

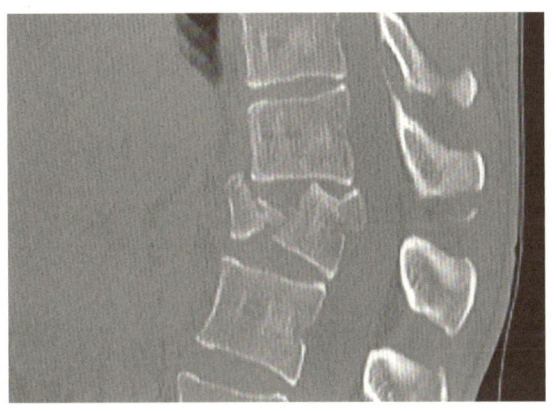

6-1

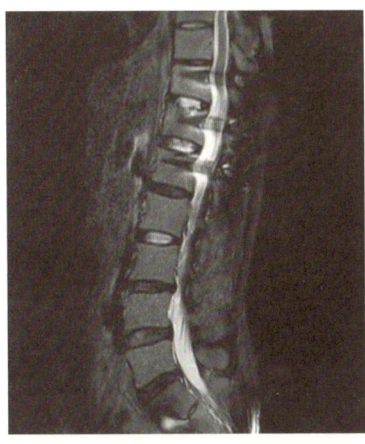

6-2

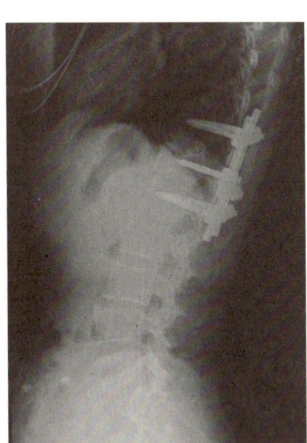

6-3

二、脊髓损伤案例

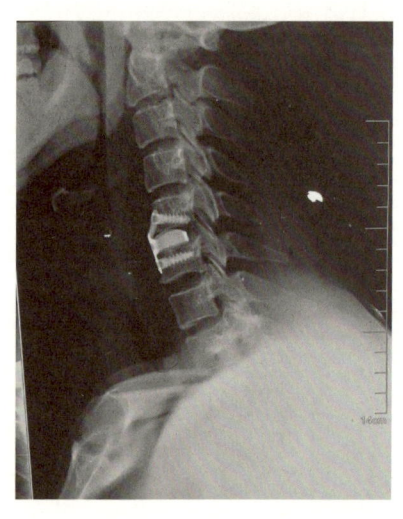

案例7　颈髓损伤减压术后

【简要病史】男性，39岁。2011年11月因砖石倾倒砸伤头颈部，出现双上肢麻木、无力，诊断颈髓损伤，行颈5、6前路减压、椎间融合内固定术。现仍诉双上肢麻、痛。

【检查情况】颈部活动稍受限，双上肢肌力Ⅴ级，霍夫曼征（－），双下肢腱反射无亢进。

【结论】符合九级14条（1~2节脊柱内固定术后），评定为工伤致残程度九级。无生活自理障碍。

案例8　颈3、4椎间盘突出伴颈髓损伤

【简要病史】男性，43岁。2011年11月1.5米高处后仰跌落，枕部着地，当时出现颈部痛、下肢无力、上肢麻等。MRI检查发现C3、4椎间盘突出，压迫脊髓，颈髓内高信号，行颈前路C3/4减压＋融合内固定术。

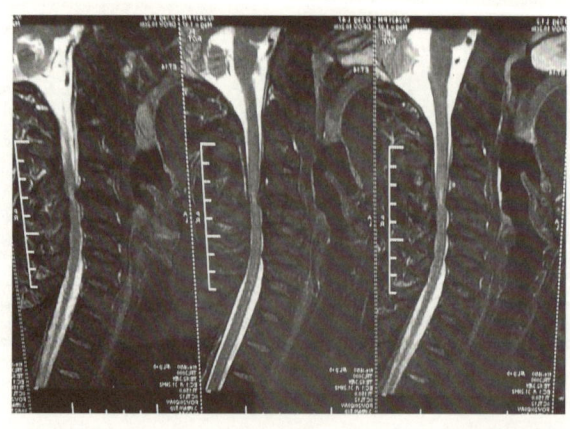

【检查情况】颈前横行手术疤痕,颈前屈受限,双手握力稍弱,霍夫曼征(+),双下肢腱反射亢进,张力略高,行走步态尚可。

【结论】本案例为急性外伤后颈椎间盘突出、脊髓损伤手术后,术后仍遗留有腱反射亢进,其伤情重于八级14条(3个以上节段脊柱内固定术后),根据分级系列5.7.1定级原则(器官大部缺损或畸形,有轻度功能障碍或并发症,存在一般医疗依赖,无生活自理障碍),最终评定为工伤致残程度七级,无生活自理障碍。

案例9 腰1椎体骨折伴脊髓损伤

【简要病史】男性,49岁。2011年7月高处坠落至L1压缩性骨折伴不全瘫,MRI示椎管内少许占位、脊髓信号升高。即行切开复位内固定术。现诉大小便不畅、排尿困难、有残余尿。

【检查情况】双下肢肌力4⁺级,步态迟缓,膝反射(-),跟腱反射减弱,提

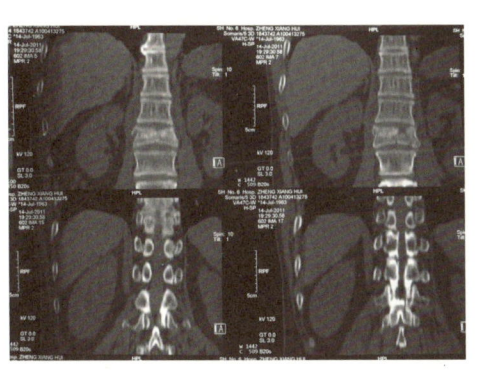

9-1

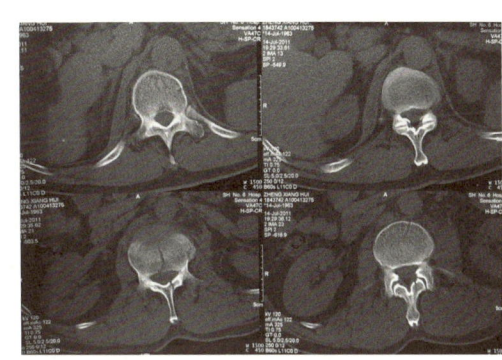

9-2

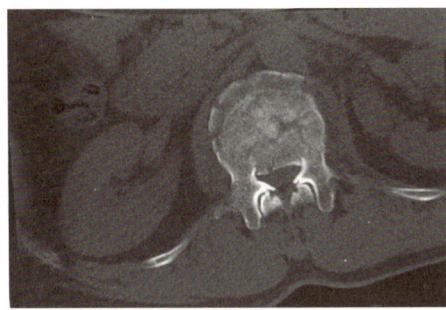

9-3

睾反射存在，肛反射减弱，内裤未见便痕。

【结论】根据六级5条（截瘫双下肢肌力4级伴轻度排尿障碍），评定为工伤致残程度六级。无生活自理障碍。

案例10　颈髓过伸伤

【简要病史】男性，45岁。2012年8月因骑车时头部撞到横梁跌倒致双下肢无力、手脚麻木等，诊断颈髓过伸伤、颈髓压迫。行颈6半椎体切除、钛网植入术。现行走不稳，自诉有时大小便失控。

【检查情况】双下肢肌力4^+级，双手霍夫曼征（+），双下肢肌张力高，反射亢进，踝阵挛（+），行走痉挛步态。

【结论】根据六级10条（轻度非肢体瘫运动障碍），评定为工伤致残程度六级。无生活自理障碍。

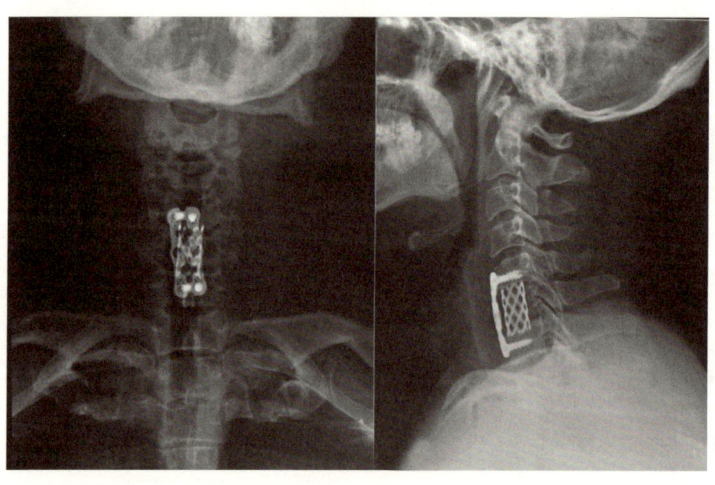

案例11　急性颈椎间盘突出伴髓内水肿

【简要病史】男性，50岁。高空坠落致头颈部外伤，当时有短暂昏迷，半小时后送医时：神志清，右颞部头皮裂伤，四肢肌力检查欠合作，头颅CT提示未见骨折、颅内出血等；颈椎MRI提示颈4/5椎间盘突出，伴髓内水肿、椎管狭窄。两周后行颈后路减压内固定术。

【检查情况】神志清楚、对答切题，颈部活动受限，双上肢远侧肌力4⁻级，双下肢肌力5⁻级、肌张力略增高，双侧上下肢腱反射亢进，双手霍夫曼征（+），大小便可自控。

MRI示：颈3/4、颈4/5椎间盘突出，颈4/5水平脊髓内高信号影。

【结论】根据五级1条（四肢瘫肌力4级），评定为工伤致残程度五级。无生活自理障碍。

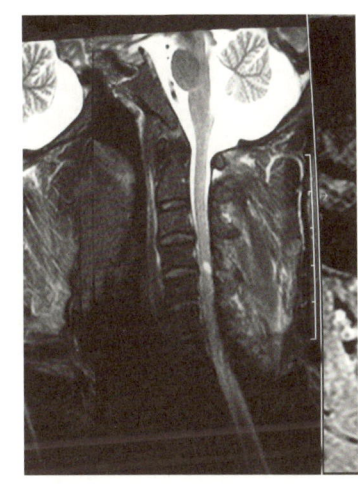

案例12　T12粉碎性骨折并T11/12滑脱

【简要病史】男性，29岁。2011年1月重物压伤致T12粉碎性骨折并T11/12滑脱、左第9肋骨骨折。CT示T12对应椎管几乎完全占位。行T10-L2椎体复位内固定术，术后遗截瘫。

【检查情况】双下肢肌力<2级，双下肢肌肉萎缩，脐以下平面感觉消失，大小便失控。

【结论】根据二级4条（截瘫肌力≤2级），评定为工伤致残程度两级，自我移动、大小便、穿衣洗漱不能自理，存在大部分生活自理障碍。

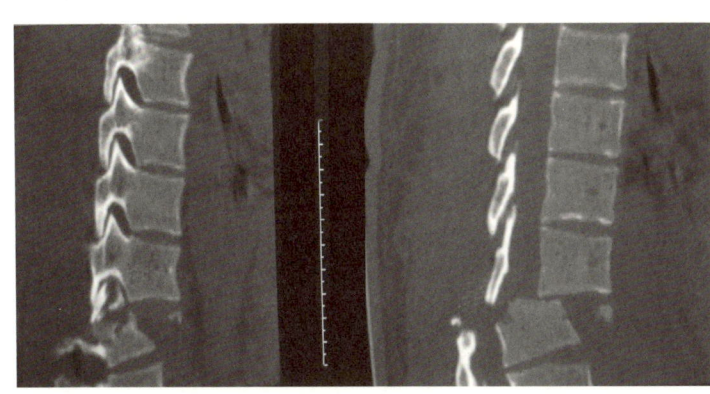

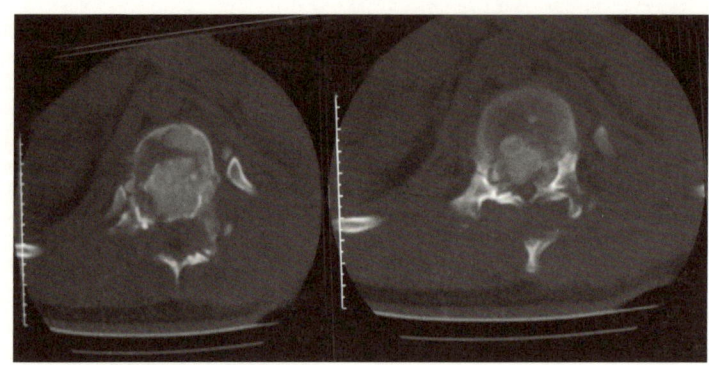

12-2

三、外伤导致的急性腰椎间盘突出症

外伤所致的急性腰椎间盘突出是工伤认定和鉴定中矛盾争议较集中的一类伤情。腰椎间盘突出是骨科的常见病和多发病，多发于青壮年。一般认为腰椎间盘突出是在椎间盘退变的基础上发生的，而外伤则为其发病的重要原因。鉴于腰椎间盘突出常常存在自身原有病理基础或根本即系原有疾病，故甄别"慢性、陈旧性的腰椎间盘突出症"和"外伤导致的急性腰椎间盘突出症"对实现鉴定的公平原则意义重大。

2014版标准在修订中，除在条款文字上将原来的"十级5条，腰椎间盘突出症未做手术者"修订为"十级4条，急性外伤导致椎间盘髓核突出，并伴神经刺

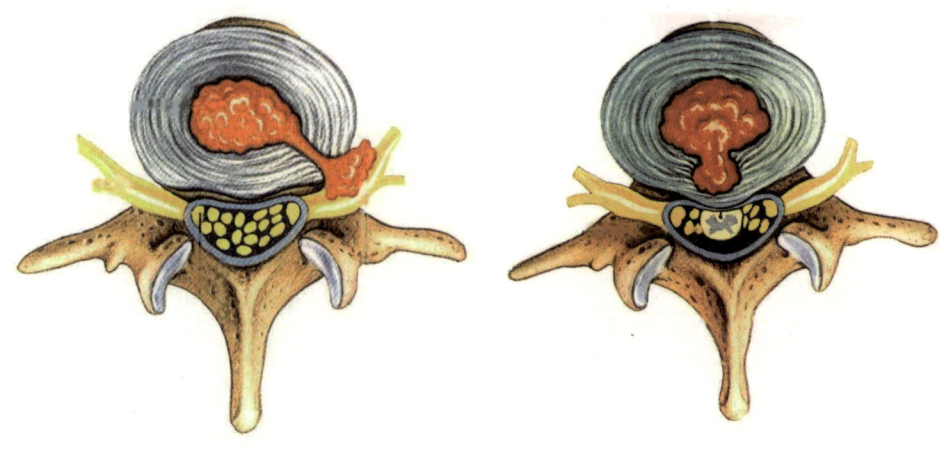

图 2-4-23　椎间盘突出示意图　　　　图 2-4-24　椎间盘膨出示意图

激征者",并且对"急性外伤导致的椎间盘突出"做了更明确的诊断规范,详见附录 B.2.10:"以外伤为主导诱因引发的急性腰椎间盘突出症,应按下列要求确定诊断:a)急性外伤史并发坐骨神经刺激征;b)早期 MRI(一个月内)影像学依据提示为急性损伤;c)无法提供早期 MRI 资料的,仅提供早期 CT 依据者应继续 3~6 个月治疗与观察后申请鉴定,鉴定时根据遗留症状与体征,如相应受损神经支配肌肉萎缩、肌力减退、异常神经反射等损害程度作出等级评定。"急性椎间盘突出保守治疗无效手术者,术后症状缓解依据九级 13 条评定等级。

案例 13　腰扭伤

【简要病史】男性,35 岁。2012 年 5 月 7 日工作中腰部扭伤一天就诊,病史载:右腰部压痛,放射至右臀部,予 CT 检查诊为 L4-5、L5-S1 椎间盘轻度突出,予对症处理。工伤认定为"腰扭伤"。

【检查情况】双下肢肌力 5 级,肌肉无萎缩,直腿抬高试验(−)。

5 月 8 日 CT 片:L3/4(−),L4/5、L5/S1 椎间盘轻度突出(中央型),后纵韧带轻度钙化(中央处)。

【结论】根据该员 CT 片所示有后纵韧带钙化现象,可以判断其椎间盘突出为陈旧性,系原有疾患,非本次腰扭伤造成。故鉴定结论为未达到工伤致残等级。

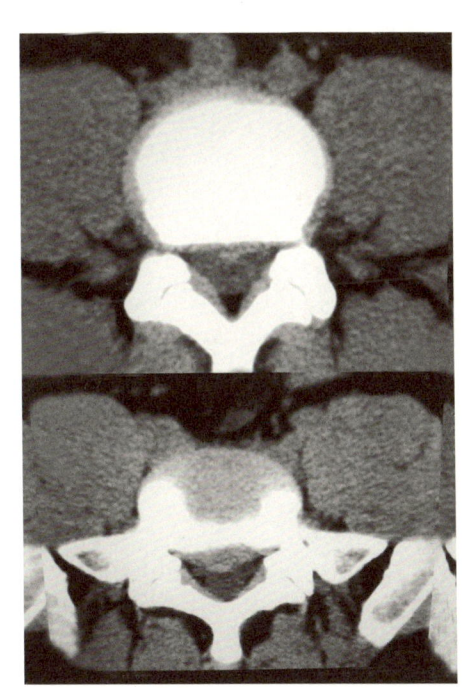

13

案例 14　腰椎间盘膨出

【简要病史】女性,41 岁,2013 年 1 月摔倒后腰部疼痛不适、活动受限就医,

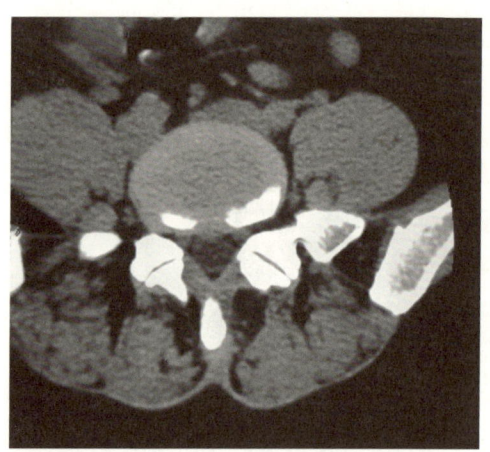
14-1

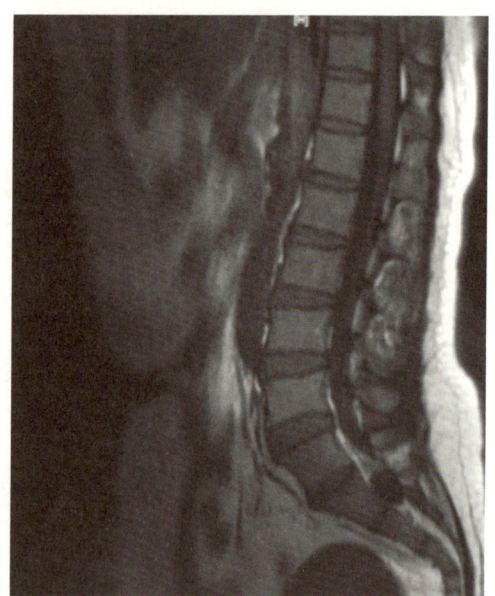
14-2

诊断：L5/S1 椎间盘膨出。工伤认定为腰部外伤。

【检查情况】一般情况可，腰部压痛，双下肢肌力5级，无肌萎，反射无亢进，直腿抬高试验（－）。

CT：L5/S1 椎间盘膨出。

【结论】椎间盘膨出应与椎间盘突出进行区分，前者不能达到工伤致残等级。故本案鉴定结论为未达到工伤致残等级。

案例15　急性腰椎间盘突出

【简要病史】男性，27岁，提重物时扭伤腰部伴腰腿痛就诊，MRI 提示：L4-5 椎间盘突出。原始病史提示：双下肢肌力5级，皮肤感觉异常直腿抬高40° Lasaque's 征（＋）。工伤认定：急性腰扭伤。

【检查情况】左股四头肌轻度萎缩，肌力5级，直腿抬高70° Lasaque's（±）

【结论】本案例为急性外伤导致腰 4～5 椎间盘突出诊断成立,经保守治疗症状改善,依据十级 4 条(急性外伤导致椎间盘髓核突出,并伴神经刺激征者),评定为工伤致残十级,无生活自理障碍。

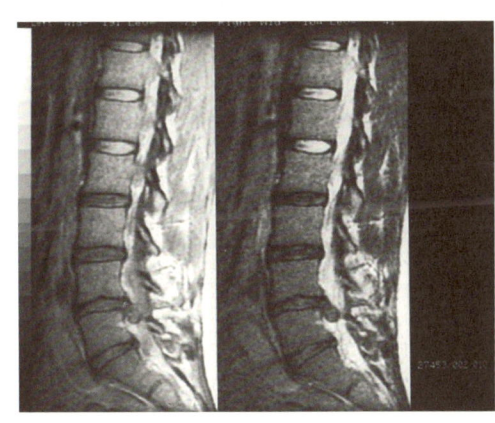

15

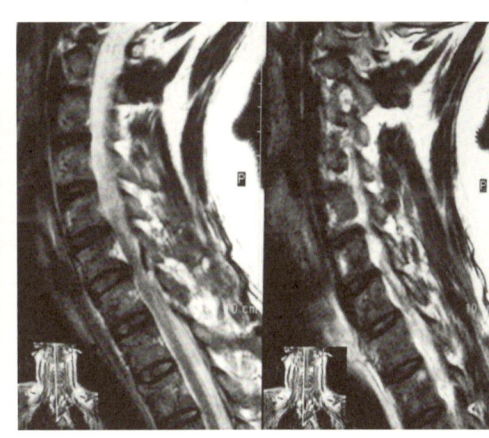

16

案例 16 急性颈椎间盘突出手术后

【简要病史】男性,30 岁,因重物砸伤颈部就医,MRI 提示颈 6/7 椎间盘突出,行颈 6/7 间盘部分摘除术。

【检查情况】颈部活动轻度受限,四肢肌力、肌张力无殊,双手霍夫曼征(−)。

MRI 示:颈 6/7 椎间盘突出,压迫硬膜囊。

【结论】根据九级 13 条(椎间盘髓核切除术后),评定为工伤致残程度九级。无生活自理障碍。

附:脊髓及周围神经损伤参考定级表

脊髓及周围神经损伤参考定级表

一级	二级	三级	四级	五级
1.C4 或以上　MⅡ	1.C5-7、T1-10　MⅢ 2.T11-L2　MⅡ 3.双低尺正　MⅡ	1.T11-L2　MⅢ 2.双胫腓　MⅡ	1.L3-5,S1-3,伴括约肌障碍　MⅢ 2.单臂丛　MⅡ 3.双低尺/正　MⅡ 3.高坐骨　MⅡ	1.C1-C7、T1-10 MⅣ 2.单臂丛　MⅢ 3.双低尺/正　MⅢ 4.单低尺正　MⅡ 5.高坐骨　MⅢ 6.双胫腓　MⅢ

六级	七级	八级	九级	十级
1.T11-L2　MⅣ 伴排尿障碍 2.双低尺正　MⅣ 3.单低尺正　MⅢ 4.双低胫/腓　MⅢ 5.单低胫腓或伴足底失神经营养　MⅡ	1.T11-L2　MⅣ 2.单低胫/正　MⅢ 3.双低胫/腓　MⅢ 4.单低胫腓　MⅢ	1.脊柱骨折伴仍遗留脊柱后突畸侧突畸形 <30°，椎体前缘高度压缩 >50% 或椎管内占位 >40%，无或轻微神经损害 2.脊柱内固定达两个椎间隙节段，如有脊髓损害，参照脊髓损害定级 3.单臂丛或单高坐骨 MⅣ 4.单低尺/正　MⅣ 5.双低尺/正　MⅣ 6.双低胫/腓　MⅣ 7.单低胫腓　MⅢ	1.椎体前缘高度压缩 <50%，椎管内残留间隙 >50%，脊柱骨折经治疗骨折愈合，脊柱后突畸形 <20°，无或轻微神经损害 2.工伤或职业病病变所致脊柱节段内固定术后，无或轻微神经损害 3.两个以上横突骨折	1.拇、食、小指神经损害 2.工伤所致脊髓或神经根病变经保守治疗症状缓解或残留轻微功能障碍。

注：
1. 缩略说明

MⅢ：代表肌力三级（详见附录：神经损害功能）
C4：代表颈椎及脊髓损伤节段平面
T11：胸椎及其节段平面
L2：腰椎及其节段平面
S2骶椎及其节段缩略说明

2. 周围神经缩略说明

高：示肘关节平面以上神经损伤
低：示肘关节平面以下尺、桡、正三神经中一条神经受损
双低尺桡/正：示双侧肘关节平面以下尺神经、桡神经和正中神经均受损
低尺/桡/正：示肘关节平面以下尺、桡、正中神经中一条神经受损
坐胫/腓：分别示坐骨神经、胫神经和腓总神经

3. 手部全肌瘫：指支配手部内在肌的尺神经及正中神经均受累
手部部分肌瘫：指支配手部内在肌的尺神经或正中神经之一受累

附录：肌力测定Ⅰ～Ⅴ级评定法

评估肌力关键点
Ⅱ级：消除地心引力情况下自主活动肢体
Ⅲ级：能抵抗地心引力、自主活动肢体，但不能对抗外加阻力
Ⅳ级：能抗阻力、抗部分阻力，但较正常人为低

例：股四头肌肌力测试为例
被检查者屈髋屈膝坐位情况下，如能主动伸直膝关节，即达到Ⅲ级。如在小腿下方施加一定阻力，能主动伸直膝关节，即达到Ⅳ级标准
如被检查者一侧躺着侧卧位，而被检查的肌肉主动将屈膝位的膝关节自主伸直，即达到Ⅱ级标准

第五章 颅脑损伤

神经内科、神经外科、精神科门是《劳动能力鉴定 职工工伤与职业病致残等级（GB/T 16180-2014）》中五大科门之一，是指劳动者在职业工作中因工负伤或患职业病后出现的各种神经和精神系统损害，包括脑血管病、颅脑外伤、周围神经病和器质性精神障碍等。本章节重点阐述颅脑外伤及其导致的后遗症，根据受损伤后遗障碍类型具体分为智能障碍、精神病性症状、瘫痪性运动障碍、非瘫痪性运动障碍、特殊皮质功能障碍、感觉障碍、癫痫和其他。

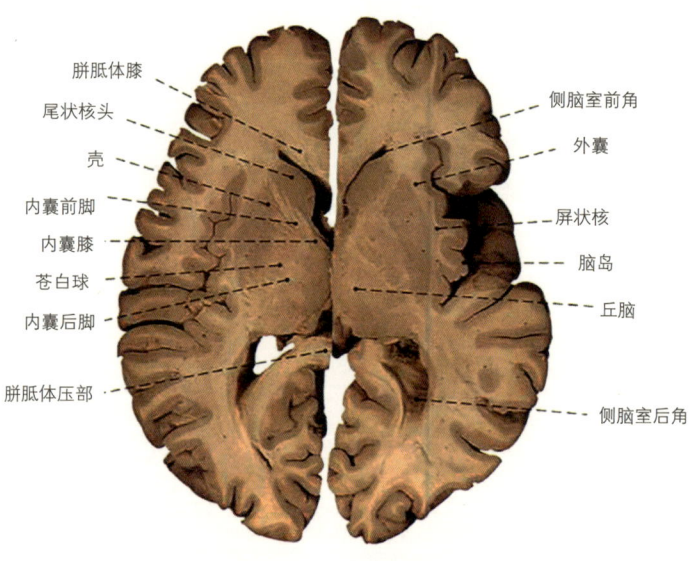

图 2-5-1 大脑解剖结构图

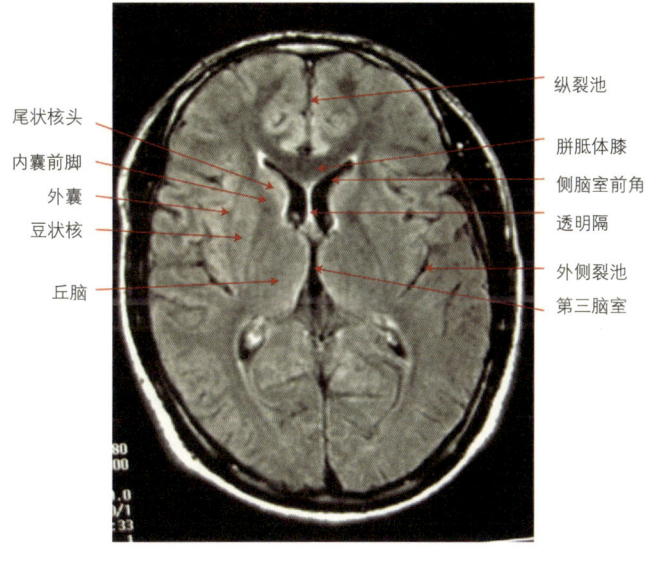

图 2-5-2　头颅 MRI 示意图

据临床统计，颅脑损伤的发生率占外伤的 10%～20%，仅次于四肢伤而居第二位，颅脑损伤包括为头皮损伤、颅骨损伤和脑损伤，颅脑损伤的中心问题是脑损伤。在上海市 2008 年取样的 7 198 件工伤案例中，单纯性颅脑损伤或合并有颅脑损伤的为 406 件，占比约 5.6%。该统计未包括单纯颌面部损伤的案例。

根据劳动能力鉴定的难易程度，本章节内容分成两部分分别阐述：一部分为未遗留神经功能障碍的颅脑外伤。从鉴定操作难度及评残等级来看，这类颅脑外伤后没有遗留功能障碍者在鉴定操作方面相对比较容易，而且评残等级多在八至十级。另一部分为因颅脑外伤尤其是重度颅脑外伤伤及到一些功能区之后给工伤人员带来的一系列后遗症，如各种类型癫痫、人格改变、智能损伤、精神病性症状、失语及瘫痪等。伴有上述脑外伤后遗症者评定伤残的等级往往会比较高，从七级至一级都有可能。另外，由于大脑本身神经结构及功能的复杂性，加之损伤的严重程度和性质的不同,该部分鉴定可以说是整个鉴定体系中最困难的部分之一。尤其是脑损伤后智能障碍、精神病性症状和癫痫,与躯体损害比较更加复杂,其外伤后果可能由外伤后器质性因素和心理社会因素共同发挥作用所致。该科门鉴定不仅在劳动能力鉴定领域是个难题,在司法鉴定、道路交通鉴定、残疾人鉴定等领域也存在类似问题。

本次新修订的标准中关于神经内科、神经外科、精神科门部分的修改并不多。严格讲,该科门鉴定的难点并不在鉴定标准本身,而是因为伤情的特殊性、被鉴定人的心理等多方面因素所造成的操作上的困难。针对该科门在鉴定过程中的操作难点,本培训教材希望通过案例来强调"多方考虑、综合评判"的鉴定理念。

一、简明案例图解

未遗留神经功能障碍的颅脑外伤在工伤评残时适用较多的是八至十级中的四个条款,分别是八级6条(脑叶部分切除术后),九级3条(脑挫裂伤无功能障碍),九级4条(开颅手术后无功能障碍),十级12条(身体各部位骨折愈合后无功能障碍或轻度功能障碍)。从上海市近几年各区(县)初次工伤鉴定等级统计情况看,在神经内科、神经外科、精神科门案例中八至十级工伤约占60%~70%。

(一)脑震荡

脑震荡是指头部遭受外力打击后,即刻发生的短暂的脑功能障碍。临床表现为短暂性昏迷、近事遗忘以及头痛、恶心和呕吐等症状,经治疗后大多可以痊愈。

在工伤劳动能力鉴定时单独发生的脑震荡,经神经系统检查没有阳性体征发现者,不予评定等级。若合并慢性PTSD(创伤后应激综合症)者,参照精神科鉴定标准定级,若与其他颅脑损伤如颅内血肿等合并存在,则根据其他颅脑损伤相关规定进行等级评定。

(二)颅骨骨折

颅骨骨折在颅脑损伤中较为常见。颅骨骨折不伴随其他损伤时适用十级12条"身体各部位骨折愈合后无功能障碍或轻度功能障碍"。如案例1、2:

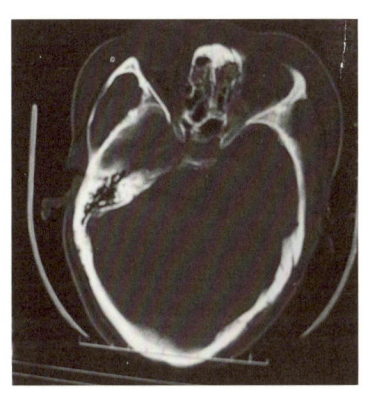

1 颅底骨折,适用十级 12 条。

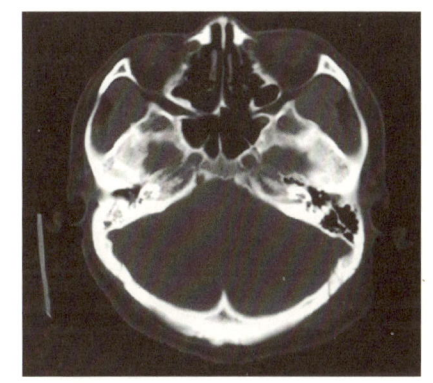

2 颞枕骨骨折,适用十级 12 条。

(三) 脑挫裂伤

脑挫裂伤是指颅脑损伤后脑组织发生的器质性损伤。要判断是否存在脑挫裂伤,需要通过 CT 等影像学诊断或术中肉眼所见证实有脑实质的损伤或符合脑挫裂伤临床诊断标准。

脑挫裂伤及其继发的硬膜外血肿、硬膜下血肿、脑内血肿、蛛网膜下腔出血等患者,若经非手术治疗后未遗留神经功能障碍,适用九级 3 条 (脑挫裂伤无功能障碍),若经开颅手术治疗,除硬膜下血肿和脑内血肿清除术可适用八级 6 条外,其他未遗留神经功能障碍的开颅手术后均适用九级 4 条 (开颅手术后无功能障碍)。如案例 3~9。

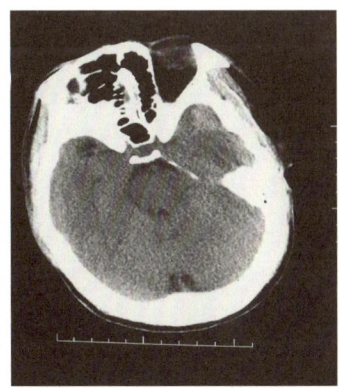

3 脑肿胀、环池变窄,表明存在脑挫裂伤,适用九级 3 条。

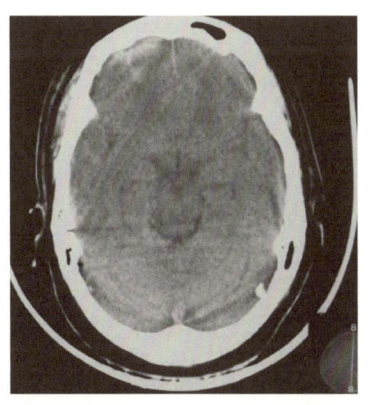

4 右额叶挫伤,保守治疗,适用九级 3 条。

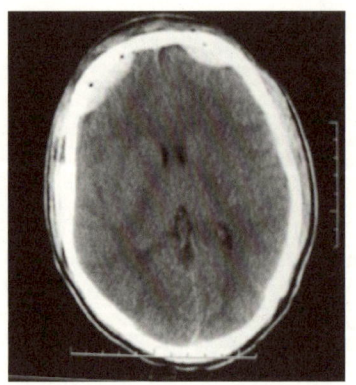

5 双侧额叶硬膜外血肿,行血肿清除术,适用九级4条。

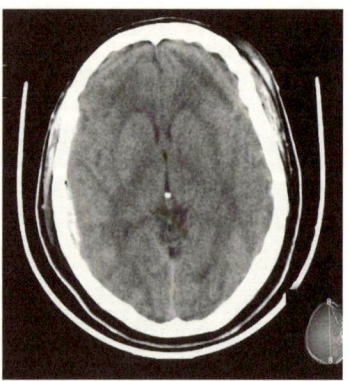

6 右颞叶硬膜外血肿、积气,行血肿清除术,适用九级4条。

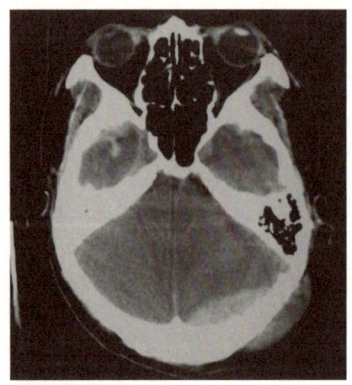

7 左枕硬膜外血肿,行血肿清除术,适用九级4条

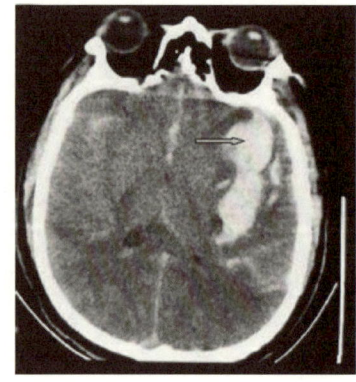

8 蛛网膜下腔出血,适用九级3条

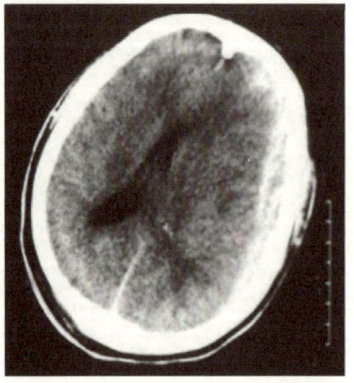

9 硬膜下血肿,保守治疗适用九级3条。

（四）脑组织部分切除

考虑到除桥静脉破裂所致的硬膜外血肿外之外，其他硬膜下血肿行开颅血肿清除术时势必要清除掉坏死的脑组织。因此，我们在鉴定中对那些因为硬膜下血肿行开颅血肿清除术的案例，可视作脑组织部分切除予以评定工伤等级。

硬膜下血肿行开颅血肿清除术后遗留功能障碍者按其功能障碍程度评定伤残等级。

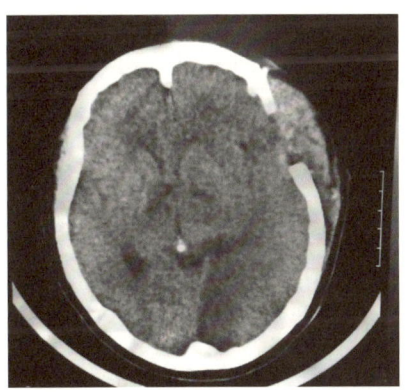

10 硬膜下出血术后，适用八级6条。

二、复杂案例解析

据上海市工伤鉴定数据统计，对各区（县）初次鉴定等级不服，到上海市劳动能力鉴定委员会申请再次鉴定的工伤人员中，最终鉴定为一至七级者占66.6%，与初次工伤鉴定等级构成比正好相反。从数据统计情况可以看出，有神经系统后遗症的受伤职工再次鉴定申请率明显高于其他门类。这也反映了对颅脑外伤后遗症的等级鉴定存在一定难度。

（一）等级相应原则（A8）的应用

"在实际应用中，如果仍有某些损伤类型未在本标准中提及者，可按其对劳动、生活能力影响程度列入相应等级。"伤残千差万别，几百条标准条款并不能覆盖所有的伤残。等级相应原则的设定就是用来弥补这方面的不足。尤其对那些伤情重于条款却又无法套用具体条款的情况，可以根据这一原则酌情高套一级，确保工伤人员的权益得到保障。

案例 11

【简要病史】张某，男，37 岁。摔伤头部，住院记录：GCS12 分，右枕头皮血肿、开放性颅脑损伤、左颞叶脑挫裂伤、左额颞顶部硬膜下血肿、蛛网膜下腔出血，行开颅血肿清除及去骨瓣减压术。出院记录：神清，四肢肌力 5 级。

半年后入院，行颅骨修补术，出院时有头痛，四肢活动可。

后又两次门诊记载，有过癫痫发作，口服苯妥英钠后效果较好，癫痫发作好转。其妻代述每月癫痫发作 7~8 次，时有头痛不适，无法工作。

【检查情况】检查神清，对答准确，四肢肌力、肌张力正常、共济好。诉头痛不适。

CT：左颞叶脑挫裂伤、左额颞顶部硬膜下血肿、蛛网膜下腔出血。

【结论】工伤致残程度七级，无生活自理障碍。

【评析】该员第 2 次出院时有过继发性癫痫的诊断。门诊记录中其家人代述每月发作 7~8 次，但是经过现场专家仔细询问每次发作的表现、发作时间等情况发现，其家人对张某癫痫发作有明显夸大的成分，真实情况是，在癫痫初期有过一次大

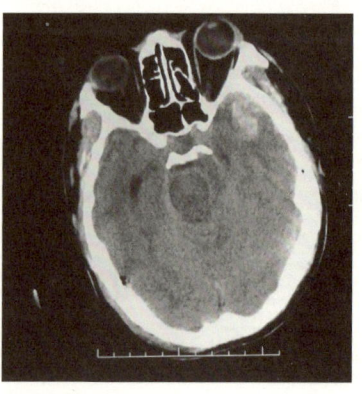

11-1

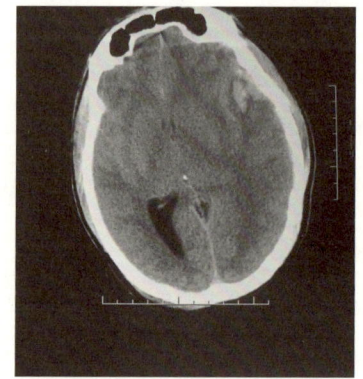

11-2

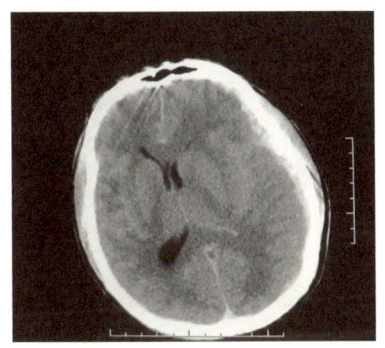 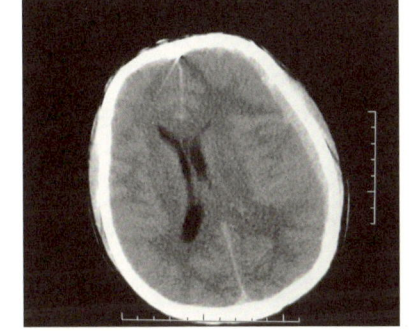

11-3　　　　　　　　　　11-4

发作，服药治疗后基本控制。

本案例中，虽然张某的伤情无法达到癫痫中度，但是根据影像等资料，张某本次受伤较重，受伤范围较广泛，做过开颅血肿清除及去骨瓣减压，后期出现头痛等不适是极有可能的情况。伤后曾有癫痫发作考虑到患者的实际伤情，可在八级6条"脑叶部分切除术后"的基础上高套一级，评定为七级。

（二）外伤性癫痫

癫痫是一种以反复发作性抽搐或以感觉、行为、意识等发作性障碍为特征的临床症候群，属于慢性病之一。颅脑外伤是引起癫痫发生的重要因素之一。通常情况下，脑损伤的程度越重，发生癫痫的可能性越大。脑外伤后的颅骨骨折、脑组织挫伤、脑内血肿等均可引起脑组织水肿、坏死、液化、胶质细胞增生、脑组织软化，形成癫痫灶。另外，开颅手术后遗留瘢痕挛缩也可引起癫痫发作。一般来讲，颅脑任何部位的损伤均可引起癫痫，而以大脑皮质运动区、海马和杏仁核损伤引起癫痫的发生率最高。就其发作类型而言，和损伤的部位有关，常见有大发作、局限性发作、小发作、精神运动性发作及植物神经性发作。

鉴于工伤鉴定现场癫痫的临床体征较少，病情及治疗的特殊性，若无明显颅脑器质性损害则难于准确定性。为了科学、合理地进行劳动能力鉴定，在进行致残程度评定时，应根据以下信息资料综合评判。

（1）工伤和职业病所致癫痫的诊断前提应有脑器质性损伤或中毒性脑病的病

史，这是外伤性癫痫的病理基础；

（2）一年来的系统治疗资料；

（3）其他有效资料，如脑电图检查、血药浓度测定等。

其中，前两项是癫痫鉴定的必要条件，缺一不可。再者，鉴定现场专家应详细了解工伤人员癫痫发作时的情况，以便与上面几项互相佐证，正确判断工伤人员真实伤情。总之，在对外伤后出现癫痫样发作的鉴定中，应仔细阅读送检材料，尽可能搜集全面的临床资料、详细询问目击者、患者本人及查体后综合分析，才能做出正确的鉴定结论。

另外，工伤或职业病所致癫痫是指迟发性癫痫，即头部外伤后2周后出现的癫痫。本版标准在修订过程中，考虑到癫痫本身的特殊性及与其他伤情的平衡，将"重度癫痫"从三级下调到四级，"重度癫痫"从五级下调到六级。若重度癫痫伴有精神或智能损伤，在评定等级时则根据其精神或智能障碍程度往高一级定级。同时，本次修订考虑到鉴定中存在的困难，综合平衡各地的实际操作情况后，将原标准中"癫痫必须系统治疗两年"修改为"系统治疗一年"，并对系统治疗进行了明确。

案例12 脑外伤后轻度癫痫（图略）

【简要病史】朱某，男性，59岁。下班途中发生车祸，医院住院记录：车祸后半小时入院，入院时神志不清，外耳道、口腔均见出血，头部多处挫伤。左瞳3.5mm，右瞳3mm。左额部硬膜外血肿，右颞叶挫伤伴血肿形成。颅底骨折、蛛网膜下腔出血。急诊行开颅血肿清除术。出院时"神清，双瞳不等大，一般情况可"。

后再次入院行高压氧治疗，出院记录"神清，少言语，对答尚切题"。

三次门诊记载"发作性失神，计算力、记忆力正常"。

【检查情况】神清、少言语，诉服用抗痫药后癫痫未再发作。四肢肌力、肌张力正常。

CT：左额部硬膜外血肿，右颞叶挫伤伴血肿。脑电图系异常脑电图。

【结论】工伤致残程度八级，无生活自理障碍。

【评析】颅脑外伤尤其是手术后是引起癫痫发生的重要因素之一，一般来讲，任何部位的颅脑损伤均可引起癫痫。本案例中朱某颅脑外伤史明确，后期三次门诊病历均记载有过失神发作，目前服用药物后可控制，属轻度癫痫，符合九级1条；另外，患者还有颅底骨折，符合十级14条；行开颅血肿清除术符合九级4条"开颅手术后无功能障碍"。故经专家组讨论后认为根据晋级原则应评定朱某工伤八级。

案例13　脑外伤后中度癫痫

【简要病史】徐某，女，31岁。下班途中遭遇机动车事故，据医院记录：车祸15分钟入院，昏迷，伴呕吐。诊断硬膜下血肿，蛛网膜下腔出血，脑肿胀。行右额颞脑内血肿清除术+去骨瓣减压术，术后左瞳散大，又行左侧硬膜外血肿清除术+去骨瓣减压术，一段时间后再次行右颞脑内血肿清除术。出院半年后再入院行右侧颅骨修补术。次年1月行左侧颅骨修补术。

次年7月24日门诊：脑外伤后抽搐，诊断为继发性癫痫。此后至12月期间门诊多次记录因四肢抽搐或口角反复抽动就诊。

【检查情况】检查神清，眼球活动自如，四肢肌力、肌张力正常，膝踝反射对称，病理征未引出。现场发现徐某受伤后情绪易激惹，动辄哭泣不停。家属诉目前徐某癫痫仍不定期发作。

CT：硬膜下血肿，蛛网膜下腔出血，脑肿胀。

【结论】工伤致残程度六级，无生活自理障碍。

【评析】徐某因硬膜下血肿、脑肿胀、颅内高压反复多次手术，这是造成徐某后期癫痫发作的病理基础。据病历记载徐某头部受伤半年后开始出现癫痫发作，其中多为小发作，也有过数次大发作，服用抗癫药物后仍有不定期发作，包括大发作。故专家讨论后认为，徐某颅脑外伤史明确，后期关于癫痫的病历记录详尽而且确切，根据劳动能力鉴定标准应符合六级1条（癫痫中度）。

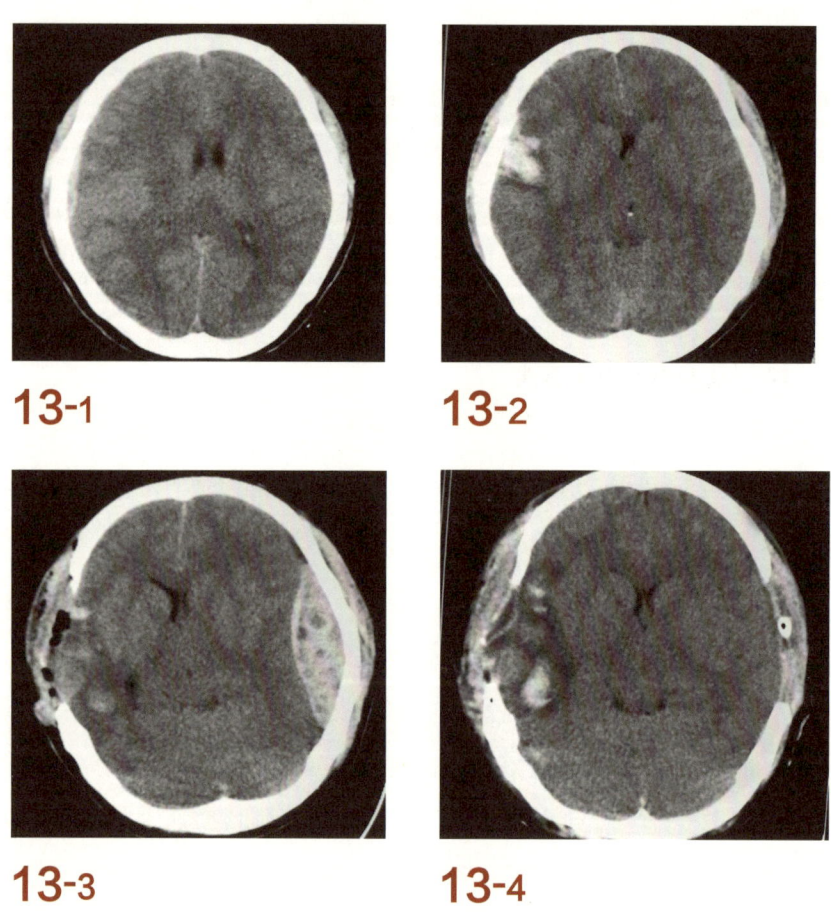

13-1　13-2　13-3　13-4

案例14　脑外伤后重度癫痫（图略）

【简要病史】陈某，男性，61岁。下班途中发生机动车事故，据医院住院记录：入院时神志欠清，右额颞叶脑挫伤，颅内血肿。急诊行开颅血肿清除＋去骨瓣减压术。后行颅骨修补术。出院时 NS（－）。脑外伤后半年开始有癫痫发作，从其病历上看基本每月都有发作，有时甚至一个月发作两次。

【检查情况】家属诉陈某目前仍有癫痫发作，大小便不能自控。现场检查陈某神清，反应迟钝，对答不能，左侧肢体肌张力较右侧高，肌力 4^- 级。

CT：右额颞叶脑挫裂伤，颅内血肿。

两年半后 CT：脑室明显扩大（外伤后脑积水）。

脑电图（多次）：均有痫样放电。

【结论】工伤致残程度四级，无生活自理障碍。

【评析】根据陈某就诊记录其外伤后癫痫发作较为频繁，而且从头部外伤至工伤鉴定三年期间癫痫一直有发作。从陈某鉴定现场检查情况看其癫痫频繁发作伴有智能下降，表现为"反应迟钝，对答不能"，与陈某平时就诊病历记载相吻合，可信度较高。故专家讨论后认为陈某伤情符合四级 2 条，属重度癫痫；另外，陈某还存在左侧偏瘫肌力 4 级，符合七级 1 条。根据晋级原则中几项伤情不同时，以重者定级的规定最终评定陈某本次伤残符合工伤四级。

从上面三个案例及鉴定过程中其他外伤性癫痫案例来看，基本都是在外伤后 6 个月至 1 年左右开始出现癫痫发作，与临床统计时间比较吻合。因鉴定过程中关于外伤性癫痫主诉较多，无形中给鉴定评级增加了难度，针对这种情况，我们在日常鉴定过程中关于是否认定外伤性癫痫及如何评判其发作程度等问题积累了自己的经验和把握原则：首先，明确的颅脑外伤史是基础，包括受伤程度、受伤部位、受伤时间等。其次，受伤后翔实的日常就诊记录是相对客观的直接证据。再次，鉴定现场工伤患者的情况。三者互相佐证，以辨别真伪。这三项原则也同样适用于所有的脑外伤工伤评级。

（三）脑外伤后智能损伤

脑外伤后智能损伤和癫痫一样在工伤等级鉴定中存在很大的困难，在鉴定过程中也同样强调要"多方考虑，综合评判"。新标准不建议鉴定机构安排被鉴定人进行记忆商、智商的测查，而被鉴定人主动提供的记忆商、智商测查结果也仅供鉴定时参考，不能作为鉴定的主要甚至唯一的依据，是否采信要结合被鉴定人本次工伤的病理基础、日常就诊记录、护理依赖程度鉴定现场查体及其他信息综合判定。仅仅依据某一项指标或某一个信息做出的工伤等级鉴定结论容易出现偏差。

案例 15　脑外伤后智能损伤（图略）

【简要病史】汪某，男性，41岁。工作中不慎被爆裂的砂轮碎片击中头部。头颅CT示右额叶脑挫伤，额骨骨折，脑内血肿。隔天无诱因出现意识丧失，复查CT示血肿增大，中线移位，急行开颅血肿清除术+去骨瓣减压术，数日后再次出现昏迷，CT示右侧额叶内再出血。出院时"神清，四肢肌力5级"。

后因脑积水再次入院行颅骨修补及侧脑室腹腔分流术，出院时"神清，四肢活动自如"。

后因汪某反应迟钝，记忆力下降，外出不能自行认路回家住院行康复治疗，出院时"表情淡漠，反应迟钝，记忆力明显减退，定向障碍"。

【检查情况】家属诉称汪某记忆力不好，辨不清方向，在医院时经常睡在别人床上。现场检查神清，反应迟钝，言语含糊，定向力差，计算力差。瞳孔活动自如，鼻唇沟对称，四肢肌力、肌张力正常，膝踝反射对称，巴氏征（－）。

头颅CT：右额叶脑挫伤，额骨骨折，脑内血肿。

CT（伤后第二天）：脑内血肿增大。

CT（伤后5日）：左侧额叶内再出血。

【结论】工伤致残程度六级，无生活自理障碍。

【评析】本案例中汪某脑外伤后因多次脑出血、脑积水导致后期出现表情淡漠、记忆力下降伴认知障碍两年多，有多次、多家医院病历记录为证。脑外伤后出现智能障碍例病理基础存在，就诊记录材料翔实，结合鉴定现场检查情况汪某对稍复杂情况反应迟钝。经专家组讨论，汪某本次伤残属轻度智能损伤，符合六级2条。

案例 16　双额叶脑挫裂伤后伴智能损伤

【简要病史】尚某，男，33岁。钢管砸伤头部，诊断：双额叶脑挫裂伤、前颅底骨折、左额部硬膜外血肿、外伤性蛛网膜下腔出血。行脑内血肿清除术+去骨瓣减压术+前颅底重建术。

【检查情况】检查神清，双侧前额大面积颅骨缺损，鼻唇沟对称，伸舌居中，

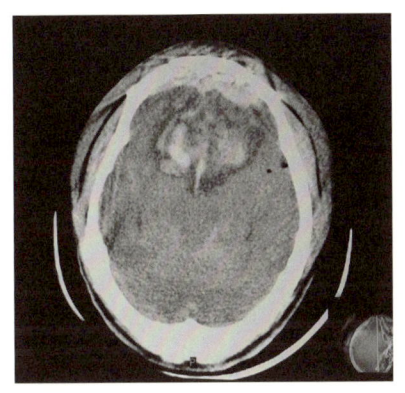
16-1

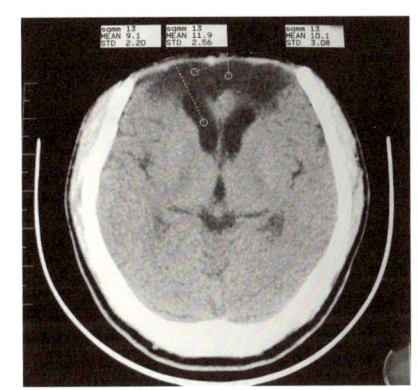
16-2

四肢肌力、肌张力正常。

家属及代理人诉,被鉴定人智力明显减退,额骨大面积缺损后难以修复。出门不辨方位,往往走失,无法返回。小便有时不能控制,不能从事烧饭、洗衣等简单劳动,生活基本不能自理,需要人陪护。

CT:双额叶脑挫裂伤、前颅底骨折、左额部硬膜外血肿、外伤性蛛网膜下腔出血。

【结论】工伤致残程度六级,无生活自理障碍。

【评析】专家组经讨论认为,根据现场检查情况看,患者双额叶大面积损伤,是出现精神心理障碍及小便失控的病理基础,结合患者出院时记录"时有精神失控,智能明显减退,简短问题对答可",而且病人在住院期间曾有过从医院出走后不回,报警的记录。因此,患者情况应适用六级2条"轻度智能损伤"。

案例17　颅脑外伤伴癫痫及智能损伤(图略)

【简要病史】王某,男性,24岁。下班途中发生机动车事故,据住院记录:车祸致头外伤后2小时伴头痛入院,神清,左颞顶硬膜外血肿,左颞顶骨骨折,蛛网膜下腔出血。急诊行开颅血肿清除+去骨瓣减压术,出院时"一般情况可,失语,智力低下,右侧鼻唇沟浅"。

后入院行颅骨修补术,出院时"神清,智力低下,右肢肌力4级"。

脑外伤后半年因"突发全身抽搐伴意识不清2小时"入院予抗癫治疗,诊断为外伤性癫痫。出院时"精神较差,右侧肌力4级"。

门诊记录服用德巴金后仍不定期突发全身抽搐。

【检查情况】现场检查神清,反应迟钝,答问只有部分切题。检查尚合作,语言表达不清,鼻唇沟对称,四肢肌张力较高,右侧肌力4级,左侧5级。

CT:左颞顶硬膜外血肿,左颞顶骨骨折,蛛血。

【结论】工伤致残程度五级,无生活自理障碍。

【评析】王某目前遗留右侧偏瘫,肌力4级,符合七级1条;另据王某就诊病历记载,其脑外伤后约6个月开始癫痫大发作,后期虽然一直服用抗癫药物平均每月仍有抽搐发作,符合工伤六级1条(癫痫中度);再者,王某鉴定现场反应迟钝,答问部分切题,与多次病历记载其智力低下相佐证,符合六级2条(轻度智能损伤)。根据晋级原则最终评定王某本次伤残为工伤五级。

(四)脑外伤后精神障碍

脑损伤后精神障碍与躯体损害比较临床表现颇为复杂,其外伤后果可能由外伤后器质性因素和心理社会因素共同发挥作用所致,常给鉴定带来很大困难。据临床统计,精神障碍常继发于额、颞叶损伤,其中额叶损伤占30%,颞叶损伤占45%,其他部位少见,由此可见,额、颞叶损伤是颅脑损伤后精神障碍的最常见病因。这一点为我们工伤鉴定实践中正确评判脑外伤后精神障碍提供了很大的支持,这也是我们在认定工伤患者是否存在精神障碍时一直强调的病理基础。脑外伤后伴精神障碍的案例在工伤评残鉴定中同样应该根据工伤人员的受伤病理基础、日常就诊记录、现场查体及其他情况综合判断。

外伤后人格改变是最常见的颅脑损伤后精神障碍之一,尤其见于中、重型颅脑损伤。曾有文献统计,中、重型颅脑损伤后人格改变发生率为17.3%,出现人格改变的主要影响因素为额叶及/或颞叶损伤和外伤程度。对于脑外伤后人格改变,经相关资质医疗机构明确诊断并系统治疗1年后仍存在明显症状者,适用七级7条。

修订后的新版标准中关于精神障碍的条款增加了病程和系统治疗的限制，一定程度上提高了该部分条款的可操作性。即，精神障碍的鉴定强调必须要有1年（含）以上的病程，其次必须经过系统的门诊或住院治疗。在满足以上两个条件的前提下再根据病情的严重程度分别进行定级。

案例18　脑外伤伴精神病性症状

【简要病史】李某，男，44岁。从2米高处坠落，伤后2小时入院，伴昏迷。诊断：重度颅脑损伤，双侧额叶、左颞叶挫裂伤、蛛血、枕骨骨折、颈1～2半脱位，左额颞颅骨缺损。后出现颅内血肿形成进展，行开颅血肿清除＋去骨瓣减压术。出院时"神清，可简单言语，情绪不稳定"。

伤后约1年再次入院治疗，行颅骨修补术，出院时"神清，GCS15分，对答切题，言语简单、缓慢，动作遵嘱，行为不能自控伴额叶精神症状，四肢肌力五级"。

【检查情况】家属诉李某受伤后有时会不可控制地打人，不敢让其出门，小便不能自控，晚上要约束后才能睡觉。现场检查神清，反应迟钝，答问基本切题，检查尚能合作，右侧鼻唇沟较左侧浅，四肢活动自如，肌力5级。

CT：双侧额叶、左颞脑挫裂伤、蛛网膜下腔出血、枕骨骨折、颈1/2半脱位。

【结论】工伤致残程度四级，存在部分生活自理障碍。

【评析】李某CT片示重度颅脑损伤，中线移位。双侧额叶广泛挫裂伤是李某出现精神病性症状的病理基础，且其初次住院就诊病历记载李某"情绪不稳定"、1年后再次住院仍记录其"行为不能自控伴额叶精神症状"，家属称其生活中需要约束是李某存在精神病性症状的佐证。

本案例中，专家们一致认为，从被鉴定人受伤的病理基础、两次住院记录、家属主诉及现场检查等情况综合判断，李某存在脑外伤后精神障碍属实。但是，李某目前的伤情等级的判断是个难点。在给三级还是四级的时候存在分歧，经过激烈讨论，最后专家们认为李某的精神障碍并没有到精神病专科医院进行过系统治疗，不能按三级定级，但是考虑到病人目前病情确实存在，在综合性医院已行

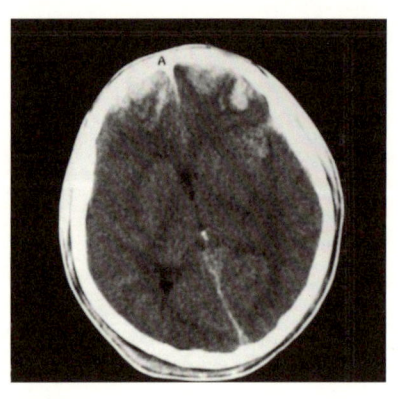 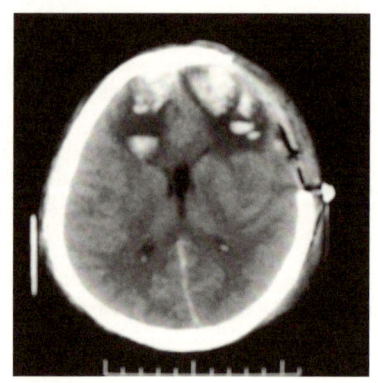

18-1　　　　　　　　18-2

住院治疗，且受伤后已1年多症状仍然存在，应评定为工伤四级（精神病性症状，经系统治疗1年后仍缺乏社交能力者）。

案例19　脑外伤伴精神病性症状（图略）

【简要病史】徐某，男性，59岁。外出办公事发生车祸头部外伤后神志不清1小时入院，两额叶脑挫裂伤伴出血，蛛网膜下腔出血，右额骨及右顶骨骨折，行开颅血肿清除及去骨瓣减压术及颅骨修补术。

后转到上级医院继续治疗，诊断为脑外伤，术后颅内感染，右上臂擦挫伤。出院时"神志淡漠，理解力、定向力、计算力明显减退。运动性语言障碍。大小便控制不满意。"脑外伤后约4个月早晨刷牙时出现左上肢及口角抽搐，双眼上翻，神志不清，急诊诊断为外伤性癫痫。据门诊记录：性格改变，逻辑思绪混乱，小便失禁，能简单计算，近事遗忘，能记忆旧事，脑电图为痫样放电。后期又发作过一次抽搐及意识丧失、口吐白沫，现服用德巴金控制。

【检查情况】家属称徐某目前大小便不能控制。检查神清，能做简单计算和理解题，神志淡漠，反应迟钝。

CT：两额叶脑挫裂伤伴出血，蛛网膜下腔出血，右额骨及右顶骨骨折。

脑电图：异常脑电图。

【结论】工伤致残程度六级，无生活自理障碍。

【评析】本案例中徐某存在两次癫痫就诊记录，脑电图检查为异常脑电图，服用药物后控制，属轻度癫痫，符合九级1条；行开颅血肿清除术时脑叶切除，符合八级6条；颅骨多发骨折，符合十级14条；本案例中徐某最关键的脑外伤后遗症是目前存在近事遗忘，计算力、理解力减退，淡漠，反应迟钝、性格改变、逻辑思维混乱等情况，其次，双额叶损伤是发生大小便失禁的病理基础，因此其家属称徐某存在大小便控制不满意是可信的，与其病历记载也相吻合。故经专家组讨论后认为徐某目前存在比较明显的精神障碍，并已影响到其职业劳动能力，应符合六级3条（精神病性症状影响职业劳动能力者）。根据晋级原则中以重者定级的规定综合评定徐某本次伤残为工伤六级。

（五）脑外伤后失语

脑外伤后失语是否存在，专家在鉴定中仍然需要根据前面的综合判定原则进行判断，即：首先明确工伤人员受伤部位是否会导致失语，其次病人日常就诊纪录中有没有关于失语的描述，最后专家根据自己的多年经验结合前面两项及工伤人员现场表现作出综合判断。

案例20 脑外伤后失语

【简要病史】陈某，男性，35岁。被钢管砸伤头部2小时入院，伴昏迷。诊断为重度开放型颅脑外伤：继发性脑干伤，硬膜下血肿（左侧额颞枕，右侧额颞），脑挫裂伤（左侧额颞枕），外伤性蛛网膜下腔出血，颅骨骨折（左颞，线性；左枕，凹陷性），头皮下血肿（左枕）。急行开颅血肿清除术+气管切开术。

伤后7个月入院行左侧颞枕部颅骨缺损修补术。出院时"说话不流利，意识清楚，对答切题，四肢肌力、肌张力正常，病理征未引出"。

【检查情况】检查神清，反应略迟钝，语言表达困难，四肢肌力、肌张力正常，膝踝反射对称，未引出病理征。

CT：左侧额颞枕，右侧额颞硬膜下血肿，左侧额颞枕脑挫裂伤，蛛网膜下腔出血，颅骨骨折（左颞，线性；左枕，凹陷性）。

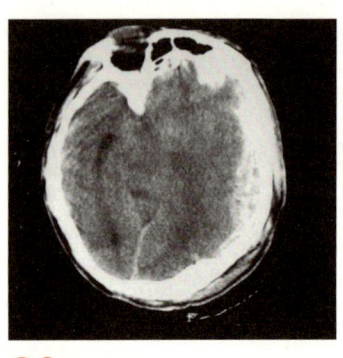 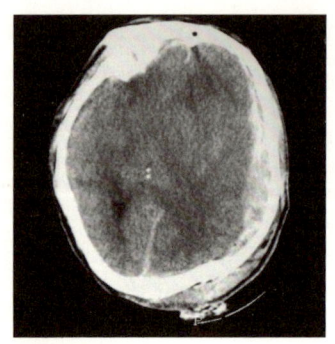

20-1　　　　　　　　20-2

【结论】工伤致残程度七级，无生活自理障碍。

【评析】本案例中陈某系重度颅脑外伤，伤及大脑双侧，其中左侧额颞枕硬膜下血肿、挫裂伤是造成语言障碍的病理基础。从陈某讲话的表达能力及现场反应等几方面看，已构成不完全性运动性失语，符合七级8条。

案例21　脑外伤后偏瘫及失语（图略）

【简要病史】滕某，男性，47岁。上夜班途中发生机动车事故，据住院记录：头部外伤2小时入院，意识不清，左侧硬膜下血肿，双额脑挫裂伤，原发性脑干伤。行开颅血肿清除术，后又因迟发血肿再次开颅手术。出院时"神志模糊，GCS11分，右侧肢体肌力0级，左下肢肌力1级，左上肢肌力3级"。后期住院康复治疗。

【检查情况】神清，失语（混合性失语）。右侧肌张力增高，肌力2~3级，左侧肌力4级。

CT（05.10.17）：左侧硬膜下血肿，双额脑挫裂伤，原发性脑干伤。

【结论】工伤致残程度一级，存在完全生活自理障碍。

【评析】本案例中滕某系脑外伤后遗留右侧偏瘫肌力2~3级，符合二级3条；左侧偏瘫肌力4级，符合七级1条；完全混合性失语，符合二级6条。根据晋级原则中等级相同晋升一级的规定最终评定滕某本次伤残为工伤一级。另外，专家组讨论后认为，藤某双侧偏瘫尤以右侧为重，已经影响到其日常的自主移动、进食、大小便等生活自理能力，应评定为完全生活自理障碍。

第六章 眼 外 伤

根据作者对上海市浦东、宝山两区2008年7 198件工伤案例的抽样调查,眼外伤案例约占工伤案例总量的2.6%。眼外伤案例占比虽然并不高,但一直是工伤鉴定中的难点之一。眼外伤案例依损伤部位来看,有外眼损伤、角膜损伤、虹膜睫状体损伤、晶状体、玻璃体、视网膜脉络膜损伤等;依损伤类型来看,有(钝)挫伤、贯通伤、化学伤等等,对于工伤评残而言,无论损伤原因为何,最终都是以视功能和眼及眼附属器官的功能作为评定等级的基础。

鉴于视力检查属于自评量标,主观因素起较大作用,要得到相对客观准确的视功能情况,在鉴定中应注重两点:其一是原始病史中记录的视力情况;其二是经各种客观检查后可证实的器质性损伤基础。

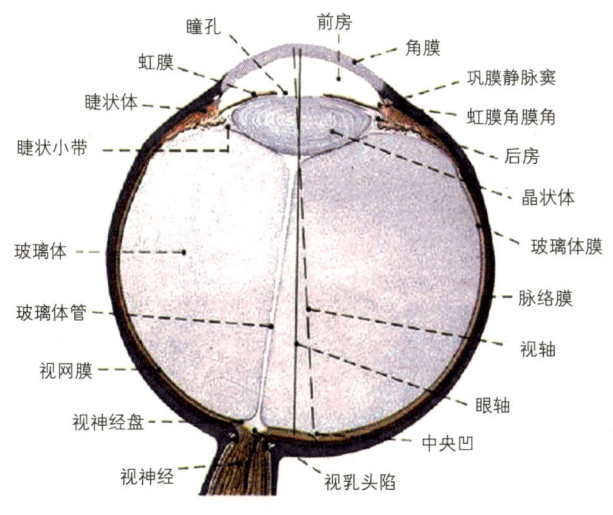

图 2-6-1 眼结构

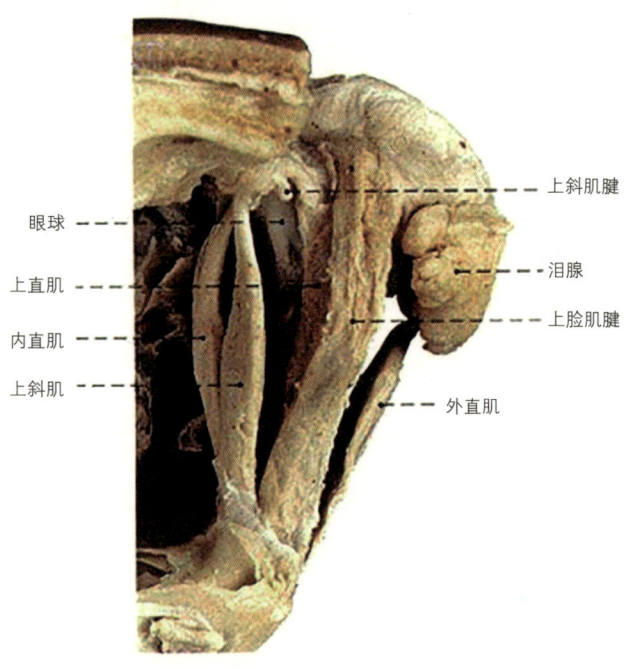

图 2-6-2　眼附属器官

2014 版标准中涉及眼科的修改不多，主要有原五级中的"一侧眼球摘除"下调至六级，六级 27 条修改为"一侧眼球摘除；或一侧眼球明显萎缩，无光感"。另外则是针对各地要求增加各种不同视力组合的条款的意见，在附录 A 中增加了《视力减弱补偿率表》的使用说明和《视力减弱补偿率和工伤致残等级对应表》，读懂这两张表，各种未能在标准条款中反映的视力情况一般都能够对号入座，找到对应的致残等级。

一、《视力减弱补偿率表》使用说明

《视力减弱补偿率表》在 1964 年由美国眼科学会颁布，它以量化手段划分了不同视力组合视功能损失程度。1996 年制订职工工伤与职业病鉴定标准时，以此为蓝本划定了眼科工伤评残等级。

表 A.3　视力减弱补偿率表

左眼		右眼											
		6/6	5/6	6/9	5/9	6/12	6/18	6/24	6/36		6/60	4/60	3/60	
		1~0.9	0.8	0.6	0.6	0.5	0.4	0.3	0.2	0.15	0.1	1/15	1/20	<1/20
6/6	1~0.9	0	0	2	3	4	6	9	12	16	20	23	25	27
5/6	0.8	0	0	3	4	5	7	10	14	18	22	24	26	28
6/9	0.7	2	3	4	5	6	8	12	16	20	24	26	28	30
5/9	0.6	3	4	5	6	7	10	14	19	22	26	29	32	35
6/12	0.5	4	5	6	7	8	12	17	22	25	28	32	36	40
6/18	0.4	6	7	8	9	12	16	20	25	28	31	35	40	45
6/24	0.3	9	10	12	14	17	20	25	33	38	42	47	52	60
6/36	0.2	12	14	16	19	22	25	33	47	55	60	67	75	80
	0.15	16	18	20	22	25	28	38	55	63	70	78	83	83
6/60	0.1	20	22	24	26	28	31	42	60	70	80	85	90	95
4/60	1/15	23	24	26	29	32	35	47	67	78	85	92	95	98
3/60	1/20	25	26	28	32	36	40	52	75	83	90	95	98	100
	<1/20	27	28	30	35	40	45	60	80	88	95	98	100	100

表 A.4　视力减弱补偿率与工伤等级对应表

致残等级	视力减弱补偿率 (%)	致残等级	视力减弱补偿率 (%)
一级	-	六级	41~75
二级	-	七级	25~40
三级	100	八级	16~24
四级	86~99	九级	8~15
五级	76~85	十级	0~7

注：
1）视力减弱补偿率不能代替《工伤鉴定标准》，只有现条款不能得出确定结论时，才可对照《视力减弱补偿率表》得出相应的视力减弱补偿率，并给出相对应的致残等级。
2）视力减弱补偿率及其等级分布不适用于一、二级的评定和眼球摘除者的致残等级。

根据视力减弱补偿率评定工伤致残等级的方法是：先从表 A.3 中查找视力减弱补偿率，再从表 A.4 中查找到相对应的工伤致残等级即可。如左眼检查视力 0.15，右眼检查视力 0.3，对照视力减弱补偿率，行是 9，列是 7，交汇点是 38，即视力减弱补偿率为 38%，对应致残等级是七级。余可类推。必须强调的是：视力减弱补偿率不能代替《工伤鉴定标准》，只有现条款不能得出确定结论时，才可对照《视力减弱补偿率表》得出相应的视力减弱补偿率，并给出相对应的致残等级。另外，视力减弱补偿率及其等级分布不适用于一、二级的评定和眼球摘除者的致残等级。

二、案例分析

案例 1　一侧眼球摘除

【简要病史】青年男性，右眼贯通伤，眼球摘除术后。

【检查情况】右眼球摘除，已安装义眼。左眼无异常。

【结论】符合六级 27 条（一侧眼球摘除；或一侧眼球明显萎缩，无光感），评定为工伤致残程度六级。无生活自理障碍。

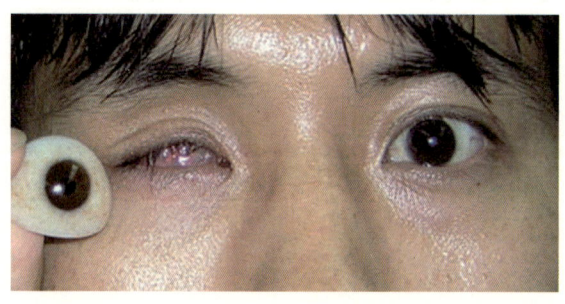

案例 2　左眼钝击伤（图略）

【简要病史】青年男性，被链条击中左眼，当时有眶内出血史，眶壁部骨折史。

【检查情况】视力：右眼 1.5；左眼 0.3。双眼球活动好，左眼角膜明，视乳头苍白，边界清，周边可见脉络膜裂孔，网膜平伏，黄斑中心凹反光隐见。

【结论】符合九级 27 条（一眼矫正视力 ≤ 0.3，另一眼矫正视力 >0.6），评定为工伤致残程度九级。无生活自理障碍。

案例 3　左眼角膜斑翳（图略）

【简要病史】青年男性，喷砂工作中被喷出的沙砾溅伤左眼。

【检查情况】视力：左眼 1.0；右眼 0.9；左眼下睑可见瘢痕，角膜下方 5 点处可见斑翳，直径约 1.5mm，未及瞳孔区。眼底无异常。右眼无异常。

【结论】该被鉴定人左右眼视力均高于 0.8，但遗留较显著的角膜斑翳，根据标准附录 B3.13：有明确的外眼或内眼组织结构的破坏，而视功能检查好于本标准第十级（即双眼视力 ≤ 0.8) 者，可视为十级。评定为工伤致残程度十级。无生活自理障碍。

案例 4　左眼钝挫伤继发青光眼（图略）

【简要病史】男性，42 岁。现场作业时木料弹出击伤左眼，一月后仍有左眼胀痛，查左眼矫正视力 1.0，右眼：0.8，左眼结膜轻度充血，角膜明，前房中深，眼底：视乳头边界清，色泽正常，C/D：0.5；眼压 42mmHg；前房角镜：下方房角增宽；左眼 UBM：左眼可疑房角后退。诊左眼继发性青光眼行左眼复式小梁切除术治疗。

【检查情况】视力：右眼：0.4（？）；左眼 0.1（出院病史记载：右眼矫正视力：0.8；左眼 0.1），眼压：右：16 mmHg；左：17 mmHg；，左眼结膜滤泡囊样变性，角膜明，前房清，上方 12 点见虹膜根切可见，瞳孔圆，晶体透亮，视乳头边界清，色淡，C/D：0.8。

【结论】根据标准八级 27 条（一眼矫正视力 ≤ 0.2，另一眼矫正视力 ≥ 0.5），评定为工伤致残八级，无生活自理障碍。

案例 5　一眼无光感，另一眼伪低视力（图略）

【简要病史】青年男性，左眼被铁屑溅伤致左眼球内异物，左外伤性白内障，左眼视网膜脱离。行眼内异物摘除、白内障摘除、网脱修复术后。

【检查情况】裸眼视力：右0.1；左无光感。矫正视力：右眼以－1.25D矫正到0.15（？？）。左眼角膜上皮水肿伴色素性Kp少量，无晶体，虹膜6点方位局限性缺损。眼底见视乳头小，色泽正常。视网膜平伏，周边增值机化灶及金箔样色素沉着，黄斑区陈旧性病灶伴出血，中心凹反光无。右眼角膜透明，晶体透明，视乳头正常，视网膜平伏，黄斑中心凹反光存在。

【结论】本案患者左眼无光感，评定等级的关键是对右眼视力的判断。患者没有提供可供参考的原始右眼视力记录。鉴定时检查其右眼矫正视力仅为0.15，与客观检查右眼情况明显不吻合。

根据七级27条（一眼有或无光感，另一眼各种客观检查正常），评定为工伤致残程度七级。无生活自理障碍。

案例6　伪低视力（图略）

【简要病史】女性，49岁。乘坐公司班车上班时发生交通事故，头颅外伤及左上睑皮肤裂伤。无昏迷，诉头晕头痛等。头颅CT未见异常，GCS评分15分。左上睑至颞部可见长约8cm皮肤创伤，急诊行清创缝合术。当时未行眼科检查，外伤后3个月眼科门诊记载，主诉视力下降。

【检查情况】矫正视力：右0.3（？）；左0.12（？）。眼压：左：16；右：18。左眉弓外下方见皮肤线性疤痕，色泽淡。左眼睑闭合好。眼球活动正常。双眼前房（－），晶体（－），眼底以+1.50D见，视乳头边界清，色正常。网膜平伏，黄斑中心凹反光好。

【结论】本案中患者左上睑皮肤裂伤，客观检查双眼远视，余无异常。其视力障碍既缺乏可靠的病史基础，检查中也没有发现可信的器质性基础。故最终评定不符合工伤致残标准。

案例7　右眼睑球粘连、眼球萎缩

【简要病史】中年男性，右眼被铁水烫伤后睑球粘连，先后3次行分解术。

【检查情况】视力：右眼 无光感；左眼 0.3（？）。右眼上方睑球粘连，眼裂变小，眼球萎缩，眼球表面新生物，内眼结构窥不进。左眼各项检查均阴性。

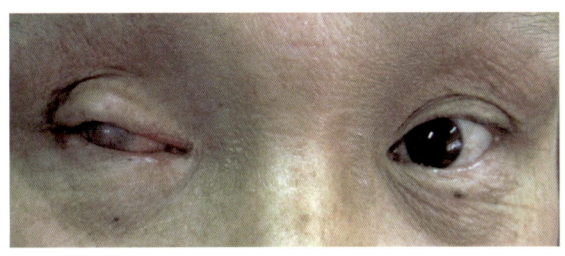

7

【结论】符合六级 27 条（一侧眼球摘除；或一侧眼球明显萎缩，无光感），评定为工伤致残程度六级。无生活自理障碍。

第三部分

附 录

劳动能力鉴定标准

劳动能力鉴定 职工工伤与职业病致残等级

Standard for identify work ability—Gradation of disability caused by work-related injuries and occupational diseases

（中华人民共和国国家标准GB/T16180—2014
代替GB/T16180—2006 2014年9月3日国家质量
监督检验检疫总局、国家标准化委员会发布
2015年1月1日实施）

目　次

前言 …………………………………………………………………………………………… I
1　范围 ………………………………………………………………………………………… 1
2　规范性引用文件 …………………………………………………………………………… 1
3　术语和定义 ………………………………………………………………………………… 2
4　总则 ………………………………………………………………………………………… 2
　　4.1　判断依据 …………………………………………………………………………… 2
　　4.2　晋级原则 …………………………………………………………………………… 3
　　4.3　对原有伤残及合并症的处理 ……………………………………………………… 4
　　4.4　门类划分 …………………………………………………………………………… 4
　　4.5　条目划分 …………………………………………………………………………… 4
　　4.6　等级划分 …………………………………………………………………………… 4
5　职工工伤与职业病致残等级分级 ………………………………………………………… 4
　　5.1　一级 ………………………………………………………………………………… 4
　　5.2　二级 ………………………………………………………………………………… 6
　　5.3　三级 ………………………………………………………………………………… 7
　　5.4　四级 ………………………………………………………………………………… 9
　　5.5　五级 ………………………………………………………………………………… 11
　　5.6　六级 ………………………………………………………………………………… 13
　　5.7　七级 ………………………………………………………………………………… 16
　　5.8　八级 ………………………………………………………………………………… 18
　　5.9　九级 ………………………………………………………………………………… 20
　　5.10　十级 ………………………………………………………………………………… 22
附录A（规范性附录）　各门类工伤、职业病致残分级判定基准 ……………………… 24
　　A.1　神经内科、神经外科、精神科门 ………………………………………………… 24
　　A.2　骨科、整形外科、烧伤科门 ……………………………………………………… 27
　　A.3　眼科、耳鼻喉科、口腔科门 ……………………………………………………… 29
　　A.4　普外科、胸外科、泌尿生殖科门 ………………………………………………… 34
　　A.5　职业病内科门 ……………………………………………………………………… 37
　　A.6　非职业病内科疾病的评残 ………………………………………………………… 43
　　A.7　系统治疗的界定 …………………………………………………………………… 43
　　A.8　等级相应原则 ……………………………………………………………………… 43

附录 B（资料性附录） 正确使用本标准的说明 …………………………………… 44
    B.1 神经内科、神经外科、精神科门 ………………………………………… 44
    B.2 骨科、整形外科、烧伤科门 ……………………………………………… 45
    B.3 眼科、耳鼻喉科、口腔科门 ……………………………………………… 48
    B.4 普外科、胸外科、泌尿生殖科门 ………………………………………… 50
    B.5 职业病内科门 ……………………………………………………………… 50

附录 C（规范性附录） 职工工伤 职业病致残等级分级表 ……………………… 52

图 B.1 手功能缺损评估参考图 ………………………………………………………… 48
图 B.2 足功能缺损评估参考图 ………………………………………………………… 48

表 A.1 小数记录折算 5 分记录参考表 ………………………………………………… 30
表 A.2 盲及低视力分级 ………………………………………………………………… 30
表 A.3 视力减弱补偿率表 ……………………………………………………………… 32
表 A.4 视力减弱补偿率与工伤等级对应表 …………………………………………… 32
表 A.5 无晶体眼视觉损伤程度评价参考表 …………………………………………… 33
表 A.6 纯音气导阈的年龄修正值 ……………………………………………………… 34
表 A.7 肝功能损害的判定 ……………………………………………………………… 35
表 A.8 肺功能损伤分级 单位为% …………………………………………………… 37
表 B.1 手、足功能缺损分值定级区间参考表 ………………………………………… 47
表 B.2 手、腕部功能障碍评估参考表 ………………………………………………… 47
表 C.1 神经内科、神经外科、精神科门 ……………………………………………… 52
表 C.2 骨科、整形外科、烧伤科门 …………………………………………………… 56
表 C.3 眼科、耳鼻喉科、口腔科门 …………………………………………………… 60
表 C.4 普外、胸外、泌尿生殖科门 …………………………………………………… 66
表 C.5 职业病内科门 …………………………………………………………………… 72

前 言

本标准按照 GB/T 1.1—2009 给出的规则起草。

本标准代替 GB/T 16180—2006《劳动能力鉴定 职工工伤与职业病致残等级》，与 GB/T 16180—2006 相比，主要技术变化如下：

——将总则中的定级原则写入相应等级标准头条；

——对总则中4.1.4护理依赖的分级进一步予以明确；

——删除总则4.1.5心理障碍的描述；

——将附录中有明确定义的内容直接写进标准条款；

——在具体条款中取消年龄和是否生育的表述；

——附录B中增加手、足功能缺损评估参考图表；

——附录A中增加视力减弱补偿率的使用说明；

——对附录中外伤性椎间盘突出症的诊断要求作了调整；

——完善了对癫痫和智能障碍的综合评判要求；

——归并胸、腹腔脏器损伤部分条款；

——增加系统治疗的界定；

——增加四肢长管状骨的界定；

——增加了脊椎骨折的分型界定；

——增加了关节功能障碍的量化判定基准；

——增加"髌骨、跟骨、距骨、下颌骨或骨盆骨折内固定术后"条款；

——增加"四肢长管状骨骨折内固定术或外固定支架术后"条款；

——增加"四肢大关节肌腱及韧带撕裂伤术后遗留轻度功能障碍"条款;

——完善、调整或删除了部分不规范、不合理甚至矛盾的条款;

——取消了部分条款后缀中易造成歧义的"无功能障碍"表述;

——伤残条目由572条调整为530条。

本标准由中华人民共和国人力资源和社会保障部提出。

本标准由中华人民共和国人力资源和社会保障部归口。

本标准起草单位：上海市劳动能力鉴定中心。

本标准主要起草人：陈道蒞、张岩、杨庆铭、廖镇江、曹贵松、眭述平、叶纹、周泽深、陶明毅、王国民、程瑜、周安寿、左峰、林景荣、姚树源、王沛、孔翔飞、徐新荣、杨小锋、姜节凯、方晓松、刘声明、章艾武、李怀侠、姚凰。

本标准所代替标准的历次版本发布情况为：

——GB/T 16180—1996、GB/T 16180—2006

劳动能力鉴定 职工工伤与职业病致残等级

1 范围

本标准规定了职工工伤与职业病致残劳动能力鉴定原则和分级标准。
本标准适用于职工在职业活动中因工负伤和因职业病致残程度的鉴定。

2 规范性引用文件

下列文件对于本文件的应用是必不可少的。凡是注日期的引用文件，仅注日期的版本适用于本文件。凡是不注日期的引用文件，其最新版本（包括所有的修改单）适用于本文件。

GB 4854 校准纯音听力计用的标准零级

GB/T 7341 听力计

GB/T 7582-2004 声学 听阈与年龄关系的统计分布

GB/T 7583 声学 纯音气导听阈测定 保护听力用

GB 11533 标准对数视力表

GBZ 4 职业性慢性二硫化碳中毒诊断标准

GBZ 5 工业性氟病诊断标准

GBZ 7 职业性手臂震动病诊断标准

GBZ 9 职业性急性电光性眼炎（紫外线角膜结膜炎）诊断标准

GBZ 12 职业性铬鼻病诊断标准

GBZ 23 职业性急性一氧化碳中毒诊断标准

GBZ 24 职业性减压病诊断标准

GBZ 35 职业性白内障诊断标准

GBZ 45 职业性三硝基甲苯白内障诊断标准

GBZ 54 职业性化学性眼灼伤诊断标准

GBZ 61 职业性牙酸蚀病诊断标准

GBZ 69 职业性慢性三硝基甲苯中毒诊断标准

GBZ 70 尘肺病诊断标准

GBZ 81 职业性磷中毒诊断标准

GBZ 82 职业性煤矿井下工人滑囊炎诊断标准
GBZ 83 职业性慢性砷中毒诊断标准
GBZ 94 职业性肿瘤诊断标准
GBZ 95 放射性白内障诊断标准
GBZ 96 内照射放射病诊断标准
GBZ 97 放射性肿瘤诊断标准
GBZ 104 外照射急性放射病诊断标准
GBZ 105 外照射慢性放射病诊断标准
GBZ 106 放射性皮肤疾病诊断标准

3 术语和定义

下列术语和定义适用于本文件。

3.1

劳动能力鉴定 identify work ability

法定机构对劳动者在职业活动中因工负伤或患职业病后，根据国家工伤保险法规规定，在评定伤残等级时通过医学检查对劳动功能障碍程度（伤残程度）和生活自理障碍程度做出的技术性鉴定结论。

3.2

医疗依赖 medical dependence

工伤致残于评定伤残等级技术鉴定后仍不能脱离治疗。

3.3

生活自理障碍 ability of living independence

工伤致残者因生活不能自理，需他人护理。

4 总则

4.1 判断依据

4.1.1 综合判定

依据工伤致残者于评定伤残等级技术鉴定时的器官损伤、功能障碍及其对医疗与日常生活护理的依赖程度，适当考虑了由于伤残引起的社会心理因素影响，对伤残程度进行综合判定分级。

附录A为各门类工伤、职业病致残分级判定基准，是规范性附录。

附录B为正确使用本标准的说明，是资料性附录。

4.1.2 器官损伤

是工伤的直接后果，但职业病不一定有器官缺损。

4.1.3 功能障碍

工伤后功能障碍的程度与器官缺损的部位及严重程度有关，职业病所致的器官功能障碍与疾病的严重程度相关。对功能障碍的判定，应以评定伤残等级技术鉴定时的医疗检查结果为依据，根据评残对象逐个确定。

4.1.4 医疗依赖

医疗依赖判定分级：

a）特殊医疗依赖：工伤致残后必须终身接受特殊药物、特殊医疗设备或装置进行治疗；

b）一般医疗依赖：工伤致残后仍需接受长期或终身药物治疗。

4.1.5 生活自理障碍

生活自理范围主要包括下列五项：

a）进食：完全不能自主进食，需依赖他人帮助；

b）翻身：不能自主翻身；

c）大、小便：不能自主行动，排大、小便需依赖他人帮助；

d）穿衣、洗漱：不能自己穿衣、洗漱，完全依赖他人帮助；

e）自主行动：不能自主走动。

生活自理障碍程度分三级：

a）完全生活自理障碍：生活完全不能自理，上述五项均需护理；

b）大部分生活自理障碍：生活大部分不能自理，上述五项中三项或四项需要护理；

c）部分生活自理障碍：生活部分不能自理，上述五项中一项或二项需要护理。

4.2 晋级原则

对于同一器官或者系统多处损伤，或一个以上器官不同部位同时受到损伤者，应先对单项伤残程度进行鉴定。如果几项伤残等级不同，以重者定级；如果两项及以上等级相同,最多晋升一级。

4.3 对原有伤残及合并症的处理

在劳动能力鉴定过程中,工伤或职业病后出现合并症,其致残等级的评定以鉴定时实际的致残结局为依据。

如受工伤损害的器官原有伤残或疾病史,即:单个或双器官(如双眼、四肢、肾脏)或系统损伤,本次鉴定时应检查本次伤情是否加重原有伤残,若加重原有伤残,鉴定时按实际的致残结局为依据;若本次伤情轻于原有伤残,鉴定时则按本次工伤伤情致残结局为依据。

对原有伤残的处理适用于初次或再次鉴定,复查鉴定不适用本规则。

4.4 门类划分

按照临床医学分科和各学科间相互关联的原则,对残情的判定划分为五个门类:
a)神经内科、神经外科、精神科门。
b)骨科、整形外科、烧伤科门。
c)眼科、耳鼻喉科、口腔科门。
d)普外科、胸外科、泌尿生殖科门。
e)职业病内科门。

4.5 条目划分

按照 4.4 中的五个门类,以附录 C 中表 C.1～C.5 及一至十级分级系列,根据伤残的类别和残情的程度划分伤残条目,共列出残情 530 条。

4.6 等级划分

根据条目划分原则以及工伤致残程度,综合考虑各门类间的平衡,将残情级别分为一至十级。最重为第一级,最轻为第十级。对未列出的个别伤残情况,参照本标准中相应定级原则进行等级评定。

5 职工工伤与职业病致残等级分级

5.1 一级

5.1.1 定级原则

器官缺失或功能完全丧失,其他器官不能代偿,存在特殊医疗依赖,或完全或大部分或部分生活自理障碍。

5.1.2 一级条款系列

凡符合 5.1.1 或下列条款之一者均为工伤一级。

1）极重度智能损伤；
2）四肢瘫肌力≤3级或三肢瘫肌力≤2级；
3）重度非肢体瘫运动障碍；
4）面部重度毁容，同时伴有表 C.2 中二级伤残之一者；
5）全身重度瘢痕形成，占体表面积≥90%，伴有脊柱及四肢大关节活动功能基本丧失；
6）双肘关节以上缺失或功能完全丧失；
7）双下肢膝上缺失及一上肢肘上缺失；
8）双下肢及一上肢瘢痕畸形，功能完全丧失；
9）双眼无光感或仅有光感但光定位不准者；
10）肺功能重度损伤和呼吸困难Ⅳ级，需终生依赖机械通气；
11）双肺或心肺联合移植术；
12）小肠切除≥90%；
13）肝切除后原位肝移植；
14）胆道损伤原位肝移植；
15）全胰切除；
16）双侧肾切除或孤肾切除术后，用透析维持或同种肾移植术后肾功能不全尿毒症期；
17）尘肺叁期伴肺功能重度损伤及/或重度低氧血症[PO_2<5.3kPa(<40mmHg)]；
18）其他职业性肺部疾患，伴肺功能重度损伤及/或重度低氧血症[PO_2<5.3kPa(<40mmHg)]；
19）放射性肺炎后，两叶以上肺纤维化伴重度低氧血症[PO_2<5.3kPa(<40mmHg)]；
20）职业性肺癌伴肺功能重度损伤；
21）职业性肝血管肉瘤，重度肝功能损害；
22）肝硬化伴食道静脉破裂出血，肝功能重度损害；
23）肾功能不全尿毒症期，内生肌酐清除率持续<10 mL/min，或血浆肌酐水平持续>707μmol/L(8mg/dL)。

5.2 二级

5.2.1 定级原则

器官严重缺损或畸形，有严重功能障碍或并发症，存在特殊医疗依赖，或大部分或部分生活自理障碍。

5.2.2 二级条款系列

凡符合 5.2.1 或下列条款之一者均为工伤二级。

1）重度智能损伤；
2）三肢瘫肌力 3 级；
3）偏瘫肌力 ≤ 2 级；
4）截瘫肌力 ≤ 2 级；
5）双手全肌瘫肌力 ≤ 2 级；
6）完全感觉性或混合性失语；
7）全身重度瘢痕形成，占体表面积 ≥ 80%，伴有四肢大关节中 3 个以上活动功能受限；
8）全面部瘢痕或植皮伴有重度毁容；
9）双侧前臂缺失或双手功能完全丧失；
10）双下肢瘢痕畸形，功能完全丧失；
11）双膝以上缺失；
12）双膝、双踝关节功能完全丧失；
13）同侧上、下肢缺失或功能完全丧失；
14）四肢大关节（肩、髋、膝、肘）中 4 个及以上关节功能完全丧失者；
15）一眼有或无光感，另眼矫正视力 ≤ 0.02，或视野 ≤ 8%（或半径 ≤ 5°）；
16）无吞咽功能，完全依赖胃管进食；
17）双侧上颌骨或双侧下颌骨完全缺损；
18）一侧上颌骨及对侧下颌骨完全缺损，并伴有颜面软组织损伤 >30 cm^2；
19）一侧全肺切除并胸廓成形术，呼吸困难Ⅲ级；
20）心功能不全三级；
21）食管闭锁或损伤后无法行食管重建术，依赖胃造瘘或空肠造瘘进食；
22）小肠切除 3/4，合并短肠综合症；
23）肝切除 3/4，合并肝功能重度损害；
24）肝外伤后发生门脉高压三联症或发生 Budd-chiari 综合征；

25）胆道损伤致肝功能重度损害；

26）胰次全切除，胰腺移植术后；

27）孤肾部分切除后，肾功能不全失代偿期；

28）肺功能重度损伤及/或重度低氧血症［$PO_2 < 5.3 kPa(40\ mmHg)$］；

29）尘肺叁期伴肺功能中度损伤及/或中度低氧血症［$PO_2 < 5.3 kPa(40\ mmHg)$］；

30）尘肺贰期伴肺功能重度损伤及/或重度低氧血症［$PO_2 < 5.3 kPa(40\ mmHg)$］；

31）尘肺叁期伴活动性肺结核；

32）职业性肺癌或胸膜间皮瘤；

33）职业性急性白血病；

34）急性重型再生障碍性贫血；

35）慢性重度中毒性肝病；

36）肝血管肉瘤；

37）肾功能不全尿毒症期，内生肌酐清除率持续 <25 mL/min，或血浆肌酐水平持续 >450 μmol/L(5mg/dL)；

38）职业性膀胱癌；

39）放射性肿瘤。

5.3 三级

5.3.1 定级原则

器官严重缺损或畸形，有严重功能障碍或并发症，存在特殊医疗依赖，或部分生活自理障碍。

5.3.2 三级条款系列

凡符合 5.3.1 或下列条款之一者均为工伤三级。

1）精神病性症状，经系统治疗 1 年后仍表现为危险或冲动行为者；

2）精神病性症状，经系统治疗 1 年后仍缺乏生活自理能力者；

3）偏瘫肌力 3 级；

4）截瘫肌力 3 级；

5）双足全肌瘫肌力 ≤ 2 级；

6）中度非肢体瘫运动障碍；

7）完全性失用、失写、失读、失认等具有两项及两项以上者；

8）全身重度瘢痕形成，占体表面积 ≥ 70%，伴有四肢大关节中 2 个以上活动功能受限；

9）面部瘢痕或植皮≥2/3并有中度毁容；

10）一手缺失，另一手拇指缺失；

11）双手拇、食指缺失或功能完全丧失；

12）一手功能完全丧失，另一手拇指功能完全丧失；

13）双髋、双膝关节中，有一个关节缺失或功能完全丧失及另一关节重度功能障碍；

14）双膝以下缺失或功能完全丧失；

15）一侧髋、膝关节畸形，功能完全丧失；

16）非同侧腕上、踝上缺失；

17）非同侧上、下肢瘢痕畸形，功能完全丧失；

18）一眼有或无光感，另眼矫正视力≤0.05或视野≤16%（半径≤10°）；

19）双眼矫正视力＜0.05或视野≤16%(半径≤10°)；

20）一侧眼球摘除或眼内容物剜出，另眼矫正视力＜0.1或视野≤24%（或半径≤15°）；

21）呼吸完全依赖气管套管或造口；

22）喉或气管损伤导致静止状态下或仅轻微活动即有呼吸困难；

23）同侧上、下颌骨完全缺损；

24）一侧上颌骨或下颌骨完全缺损，伴颜面部软组织损伤>30 cm^2；

25）舌缺损＞全舌的2/3；

26）一侧全肺切除并胸廓成形术；

27）一侧胸廓成形术，肋骨切除6根以上；

28）一侧全肺切除并隆凸切除成形术；

29）一侧全肺切除并大血管重建术；

30）Ⅲ度房室传导阻滞；

31）肝切除2/3，并肝功能中度损害；

32）胰次全切除，胰岛素依赖；

33）一侧肾切除，对侧肾功能不全失代偿期；

34）双侧输尿管狭窄，肾功能不全失代偿期；

35）永久性输尿管腹壁造瘘；

36）膀胱全切除；

37）尘肺叁期；

38）尘肺贰期伴肺功能中度损伤及（或）中度低氧血症；

39）尘肺贰期合并活动性肺结核；

40）放射性肺炎后两叶肺纤维化，伴肺功能中度损伤及（或）中度低氧血症；

41）粒细胞缺乏症；

42）再生障碍性贫血；

43）职业性慢性白血病；

44）中毒性血液病，骨髓增生异常综合征；

45）中毒性血液病，严重出血或血小板含量 $\leq 2 \times 10^{10}/L$；

46）砷性皮肤癌；

47）放射性皮肤癌。

5.4 四级

5.4.1 定级原则

器官严重缺损或畸形，有严重功能障碍或并发症，存在特殊医疗依赖，或部分生活自理障碍或无生活自理障碍。

5.4.2 四级条款系列

凡符合 5.4.1 或下列条款之一者均为工伤四级。

1）中度智能损伤；

2）重度癫痫；

3）精神病性症状，经系统治疗 1 年后仍缺乏社交能力者；

4）单肢瘫肌力 ≤ 2 级；

5）双手部分肌瘫肌力 ≤ 2 级；

6）脑脊液漏伴有颅底骨缺损不能修复或反复手术失败；

7）面部中度毁容；

8）全身瘢痕面积 $\geq 60\%$，四肢大关节中 1 个关节活动功能受限；

9）面部瘢痕或植皮 $\geq 1/2$ 并有轻度毁容；

10）双拇指完全缺失或功能完全丧失；

11）一侧手功能完全丧失，另一手部分功能丧失；

12）一侧肘上缺失；

13）一侧膝以下缺失，另一侧前足缺失；

14）一侧膝以上缺失；

15）一侧踝以下缺失，另一足畸形，行走困难；

16）一眼有或无光感，另眼矫正视力 < 0.2 或视野 $\leq 32\%$（或半径 $\leq 20°$）；

17）一眼矫正视力＜0.05，另眼矫正视力≤0.1；

18）双眼矫正视力＜0.1或视野≤32%（或半径≤20°）；

19）双耳听力损失≥91dB；

20）牙关紧闭或因食管狭窄只能进流食；

21）一侧上颌骨缺损1/2，伴颜面部软组织损伤＞20 cm²；

22）下颌骨缺损长6 cm以上的区段，伴口腔、颜面软组织损伤＞20 cm²；

23）双侧颞下颌关节骨性强直，完全不能张口；

24）面颊部洞穿性缺损＞20 cm²；

25）双侧完全性面瘫；

26）一侧全肺切除术；

27）双侧肺叶切除术；

28）肺叶切除后并胸廓成形术后；

29）肺叶切除并隆凸切除成形术后；

30）一侧肺移植术；

31）心瓣膜置换术后；

32）心功能不全二级；

33）食管重建术后吻合口狭窄，仅能进流食者；

34）全胃切除；

35）胰头、十二指肠切除；

36）小肠切除3/4；

37）小肠切除2/3，包括回盲部切除；

38）全结肠、直肠、肛门切除，回肠造瘘；

39）外伤后肛门排便重度障碍或失禁；

40）肝切除2/3；

41）肝切除1/2，肝功能轻度损害；

42）胆道损伤致肝功能中度损害；

43）甲状旁腺功能重度损害；

44）肾修补术后，肾功能不全失代偿期；

45）输尿管修补术后，肾功能不全失代偿期；

46）永久性膀胱造瘘；

47）重度排尿障碍；

48）神经原性膀胱，残余尿≥50 mL；

49）双侧肾上腺缺损；

50）尘肺贰期；

51）尘肺壹期伴肺功能中度损伤及（或）中度低氧血症；

52）尘肺壹期伴活动性肺结核；

53）病态窦房结综合征（需安装起搏器者）；

54）放射性损伤致肾上腺皮质功能明显减退；

55）放射性损伤致免疫功能明显减退。

5.5 五级

5.5.1 定级原则

器官大部缺损或明显畸形，有较重功能障碍或并发症，存在一般医疗依赖，无生活自理障碍。

5.5.2 五级条款系列

凡符合 5.5.1 或下列条款之一者均为工伤五级。

1）四肢瘫肌力 4 级；

2）单肢瘫肌力 3 级；

3）双手部分肌瘫肌力 3 级；

4）一手全肌瘫肌力 ≤ 2 级；

5）双足全肌瘫肌力 3 级；

6）完全运动性失语；

7）完全性失用、失写、失读、失认等具有一项者；

8）不完全性失用、失写、失读、失认等具有多项者；

9）全身瘢痕占体表面积 ≥ 50%，并有关节活动功能受限；

10）面部瘢痕或植皮 ≥ 1/3 并有毁容标准之一项；

11）脊柱骨折后遗 30°以上侧弯或后凸畸形，伴严重根性神经痛；

12）一侧前臂缺失；

13）一手功能完全丧失；

14）肩、肘关节之一功能完全丧失；

15）一手拇指缺失，另一手除拇指外三指缺失；

16）一手拇指功能完全丧失，另一手除拇指外三指功能完全丧失；

17）双前足缺失或双前足瘢痕畸形，功能完全丧失；

18）双跟骨足底软组织缺损瘢痕形成，反复破溃；

19）一髋（或一膝）功能完全丧失；
20）四肢大关节之一人工关节术后遗留重度功能障碍；
21）一侧膝以下缺失；
22）第Ⅲ对脑神经麻痹；
23）双眼外伤性青光眼术后，需用药物控制眼压者；
24）一眼有或无光感，另眼矫正视力≤0.3或视野≤40%（或半径≤25°）；
25）一眼矫正视力<0.05，另眼矫正视力≤0.2；
26）一眼矫正视力<0.1，另眼矫正视力等于0.1；
27）双眼视野≤40%(或半径≤25°)；
28）双耳听力损失≥81dB；
29）喉或气管损伤导致一般活动及轻工作时有呼吸困难；
30）吞咽困难，仅能进半流食；
31）双侧喉返神经损伤，喉保护功能丧失致饮食呛咳、误吸；
32）一侧上颌骨缺损>1/4，但<1/2，伴软组织损伤>10 cm²，但<20 cm²；
33）下颌骨缺损长4 cm以上的区段，伴口腔、颜面软组织损伤>10 cm²；
34）一侧完全面瘫，另一侧不完全面瘫；
35）双肺叶切除术；
36）肺叶切除术并大血管重建术；
37）隆凸切除成形术；
38）食管重建术后吻合口狭窄，仅能进半流食者；
39）食管气管或支气管瘘；
40）食管胸膜瘘；
41）胃切除3/4；
42）小肠切除2/3，包括回肠大部；
43）肛门、直肠、结肠部分切除，结肠造瘘；
44）肝切除1/2；
45）胰切除2/3；
46）甲状腺功能重度损害；
47）一侧肾切除，对侧肾功能不全代偿期；
48）一侧输尿管狭窄，肾功能不全代偿期；
49）尿道瘘不能修复者；
50）两侧睾丸、附睾缺损；
51）放射性损伤致生殖功能重度损伤；

52）阴茎全缺损；

53）双侧卵巢切除；

54）阴道闭锁；

55）会阴部瘢痕挛缩伴有阴道或尿道或肛门狭窄；

56）肺功能中度损伤或中度低氧血症；

57）莫氏Ⅱ型Ⅱ度房室传导阻滞；

58）病态窦房结综合征（不需安起搏器者）；

59）中毒性血液病，血小板减少（$\leq 4 \times 10^{10}$/L）并有出血倾向；

60）中毒性血液病，白细胞含量持续 $< 3 \times 10^9$/L（$<3\,000$/mm^3）或粒细胞含量 $< 1.5 \times 10^9$/L（1500/mm^3）；

61）慢性中度中毒性肝病；

62）肾功能不全失代偿期，内生肌酐清除率持续 <50 mL/min，或血浆肌酐水平持续 $>177\,\mu$mol/L（2mg/dL）；

63）放射性损伤致睾丸萎缩；

64）慢性重度磷中毒；

65）重度手臂振动病。

5.6 六级

5.6.1 定级原则

器官大部缺损或明显畸形，有中等功能障碍或并发症，存在一般医疗依赖，无生活自理障碍。

5.6.2 六级条款系列

凡符合 5.6.1 或下列条款之一者均为工伤六级。

1）癫痫中度；

2）轻度智能损伤；

3）精神病性症状，经系统治疗 1 年后仍影响职业劳动能力者；

4）三肢瘫肌力 4 级；

5）截瘫双下肢肌力 4 级伴轻度排尿障碍；

6）双手全肌瘫肌力 4 级；

7）一手全肌瘫肌力 3 级；

8）双足部分肌瘫肌力 ≤ 2 级；

9）单足全肌瘫肌力≤2级；

10）轻度非肢体瘫运动障碍；

11）不完全性感觉性失语；

12）面部重度异物色素沉着或脱失；

13）面部瘢痕或植皮≥1/3；

14）全身瘢痕面积≥40%；

15）撕脱伤后头皮缺失1/5以上；

16）一手一拇指完全缺失，连同另一手非拇指二指缺失；

17）一拇指功能完全丧失，另一手除拇指外有二指功能完全丧失；

18）一手三指（含拇指）缺失；

19）除拇指外其余四指缺失或功能完全丧失；

20）一侧踝以下缺失；或踝关节畸形，功能完全丧失；

21）下肢骨折成角畸形＞15°，并有肢体短缩4cm以上；

22）一前足缺失，另一足仅残留踇趾；

23）一前足缺失，另一足除踇趾外，2～5趾畸形，功能完全丧失；

24）一足功能完全丧失，另一足部分功能丧失；

25）一髋或一膝关节功能重度障碍；

26）单侧跟骨足底软组织缺损瘢痕形成，反复破溃；

27）一侧眼球摘除；或一侧眼球明显萎缩，无光感；

28）一眼有或无光感，另一眼矫正视力≥0.4；

29）一眼矫正视力≤0.05，另一眼矫正视力≥0.3；

30）一眼矫正视力≤0.1，另一眼矫正视力≥0.2；

31）双眼矫正视力≤0.2或视野≤48%（或半径≤30°）；

32）第Ⅳ或第Ⅵ对脑神经麻痹，或眼外肌损伤致复视的；

33）双耳听力损失≥71dB；

34）双侧前庭功能丧失，睁眼行走困难，不能并足站立；

35）单侧或双侧颞下颌关节强直，张口困难Ⅲ度；

36）一侧上颌骨缺损1/4，伴口腔颌面软组织损伤＞10 cm²；

37）面部软组织缺损＞20 cm²，伴发涎瘘；

38）舌缺损＞1/3，但＜2/3；

39）双侧颧骨并颧弓骨折，伴有开口困难Ⅱ度以上及颜面部畸形经手术复位者；

40）双侧下颌骨髁状突颈部骨折，伴有开口困难Ⅱ度以上及咬合关系改变，经手术治疗者；

41）一侧完全性面瘫；

42）肺叶切除并肺段或楔形切除术；

43）肺叶切除并支气管成形术后；

44）支气管（或气管）胸膜瘘；

45）冠状动脉旁路移植术；

46）大血管重建术；

47）胃切除 2/3；

48）小肠切除 1/2，包括回盲部；

49）肛门外伤后排便轻度障碍或失禁；

50）肝切除 1/3；

51）胆道损伤致肝功能轻度损伤；

52）腹壁缺损面积≥腹壁的 1/4；

53）胰切除 1/2；

54）甲状腺功能中度损害；

55）甲状旁腺功能中度损害；

56）肾损伤性高血压；

57）尿道狭窄经系统治疗一年后仍需定期行扩张术；

58）膀胱部分切除合并轻度排尿障碍；

59）两侧睾丸创伤后萎缩，血睾酮低于正常值；

60）放射性损伤致生殖功能轻度损伤；

61）双侧输精管缺损，不能修复；

62）阴茎部分缺损；

63）女性双侧乳房切除或严重瘢痕畸形；

64）子宫切除；

65）双侧输卵管切除；

66）尘肺壹期伴肺功能轻度损伤及（或）轻度低氧血症；

67）放射性肺炎后肺纤维化（<两叶），伴肺功能轻度损伤及（或）轻度低氧血症；

68）其他职业性肺部疾患，伴肺功能轻度损伤；

69）白血病完全缓解；

70）中毒性肾病，持续性低分子蛋白尿伴白蛋白尿；

71）中毒性肾病，肾小管浓缩功能减退；

72）放射性损伤致肾上腺皮质功能轻度减退；

73）放射性损伤致甲状腺功能低下；

74）减压性骨坏死Ⅲ期；

75）中度手臂振动病；

76）氟及其无机化合物中毒慢性重度中毒。

5.7 七级

5.7.1 定级原则

器官大部缺损或畸形，有轻度功能障碍或并发症，存在一般医疗依赖，无生活自理障碍。

5.7.2 七级条款系列

凡符合 5.7.1 或下列条款之一者均为工伤七级。

1）偏瘫肌力 4 级；

2）截瘫肌力 4 级；

3）单手部分肌瘫肌力 3 级；

4）双足部分肌瘫肌力 3 级；

5）单足全肌瘫肌力 3 级；

6）中毒性周围神经病致深感觉障碍；

7）人格改变或边缘智能，经系统治疗 1 年后仍存在明显社会功能受损者；

8）不完全性运动性失语；

9）不完全性失用、失写、失读和失认等具有一项者；

10）符合重度毁容标准之二项者；

11）烧伤后颅骨全层缺损 ≥ 30 cm^2，或在硬脑膜上植皮面积 ≥ 10 cm^2；

12）颈部瘢痕挛缩，影响颈部活动；

13）全身瘢痕面积 ≥ 30%；

14）面部瘢痕、异物或植皮伴色素改变占面部的 10% 以上；

15）骨盆骨折内固定术后，骨盆环不稳定，骶髂关节分离；

16）一手除拇指外，其他 2～3 指（含食指）近侧指间关节离断；

17）一手除拇指外，其他 2～3 指（含食指）近侧指间关节功能完全丧失；

18）肩、肘关节之一损伤后遗留关节重度功能障碍；

19）一腕关节功能完全丧失；

20）一足 1～5 趾缺失；

21）一前足缺失；

22）四肢大关节之一人工关节术后，基本能生活自理；

23）四肢大关节之一关节内骨折导致创伤性关节炎，遗留中重度功能障碍；

24）下肢伤后短缩大于 2 cm，但 ≤ 4 cm 者；

25）膝关节韧带损伤术后关节不稳定，伸屈功能正常者；

26）一眼有或无光感，另一眼矫正视力 ≥ 0.8；

27）一眼有或无光感，另一眼各种客观检查正常；

28）一眼矫正视力 ≤ 0.05，另一眼矫正视力 ≥ 0.6；

29）一眼矫正视力 ≤ 0.1，另一眼矫正视力 ≥ 0.4；

30）双眼矫正视力 ≤ 0.3 或视野 ≤ 64%(或半径 ≤ 40°)；

31）单眼外伤性青光眼术后，需用药物控制眼压者；

32）双耳听力损失 ≥ 56 dB；

33）咽成形术后，咽下运动不正常；

34）牙槽骨损伤长度 ≥ 8 cm，牙齿脱落 10 个及以上；

35）单侧颧骨并颧弓骨折，伴有开口困难Ⅱ度以上及颜面部畸形经手术复位者；

36）双侧不完全性面瘫；

37）肺叶切除术；

38）限局性脓胸行部分胸廓成形术；

39）气管部分切除术；

40）食管重建术后伴反流性食管炎；

41）食管外伤或成形术后咽下运动不正常；

42）胃切除 1/2；

43）小肠切除 1/2；

44）结肠大部分切除；

45）肝切除 1/4；

46）胆道损伤，胆肠吻合术后；

47）脾切除；

48）胰切除 1/3；

49）女性两侧乳房部分缺损；

50）一侧肾切除；

51）膀胱部分切除；

52）轻度排尿障碍；

53）阴道狭窄；

54）尘肺壹期，肺功能正常；

55）放射性肺炎后肺纤维化（<两叶），肺功能正常；

56）轻度低氧血症；

57）心功能不全一级；

58）再生障碍性贫血完全缓解；

59）白细胞减少症，含量持续$< 4 \times 10^9$/L（4 000/mm^3）；

60）中性粒细胞减少症，含量持续$< 2 \times 10^9$/L（2 000/mm^3）；

61）慢性轻度中毒性肝病；

62）肾功能不全代偿期，内生肌酐清除率< 70 ml/min；

63）三度牙酸蚀病。

5.8 八级

5.8.1 定级原则

器官部分缺损，形态异常，轻度功能障碍，存在一般医疗依赖，无生活自理障碍。

5.8.2 八级条款系列

凡符合5.8.1或下列条款之一者均为工伤八级。

1）单肢体瘫肌力4级；

2）单手全肌瘫肌力4级；

3）双手部分肌瘫肌力4级；

4）双足部分肌瘫肌力4级；

5）单足部分肌瘫肌力≤3级；

6）脑叶部分切除术后；

7）符合重度毁容标准之一项者；

8）面部烧伤植皮≥1/5；

9）面部轻度异物沉着或色素脱失；

10）双侧耳廓部分或一侧耳廓大部分缺损；

11）全身瘢痕面积≥20%；

12）一侧或双侧眼睑明显缺损；

13）脊椎压缩性骨折，椎体前缘高度减少1/2以上者或脊椎不稳定性骨折；

14）3个及以上节段脊柱内固定术；

15）一手除拇、食指外，有两指近侧指间关节离断；

16）一手除拇、食指外，有两指近侧指间关节功能完全丧失；

17）一拇指指间关节离断；

18）一拇指指间关节畸形，功能完全丧失；

19）一足踇趾缺失，另一足非踇趾一趾缺失；

20）一足踇趾畸形，功能完全丧失，另一足非踇趾一趾畸形；

21）一足除踇趾外，其他三趾缺失；

22）一足除踇趾外，其他四趾瘢痕畸形，功能完全丧失；

23）因开放骨折感染形成慢性骨髓炎，反复发作者；

24）四肢大关节之一关节内骨折导致创伤性关节炎，遗留轻度功能障碍；

25）急性放射皮肤损伤Ⅳ度及慢性放射性皮肤损伤手术治疗后影响肢体功能；

26）放射性皮肤溃疡经久不愈者；

27）一眼矫正视力≤ 0.2，另一眼矫正视力≥ 0.5 ；

28）双眼矫正视力等于 0.4 ；

29）双眼视野≤ 80%（或半径≤ 50°）；

30）一侧或双侧睑外翻或睑闭合不全者；

31）上睑下垂盖及瞳孔 1/3 者；

32）睑球粘连影响眼球转动者；

33）外伤性青光眼行抗青光眼手术后眼压控制正常者；

34）双耳听力损失≥ 41 dB 或一耳≥ 91 dB；

35）喉或气管损伤导致体力劳动时有呼吸困难；

36）喉源性损伤导致发声及言语困难；

37）牙槽骨损伤长度≥ 6 cm，牙齿脱落 8 个及以上者；

38）舌缺损＜舌的 1/3；

39）双侧鼻腔或鼻咽部闭锁；

40）双侧颞下颌关节强直，张口困难Ⅱ度；

41）上、下颌骨骨折，经牵引、固定治疗后有功能障碍者；

42）双侧颧骨并颧弓骨折，无开口困难，颜面部凹陷畸形不明显，不需手术复位；

43）肺段切除术；

44）支气管成形术；

45）双侧≥ 3 根肋骨骨折致胸廓畸形；

46）膈肌破裂修补术后，伴膈神经麻痹；

47）心脏、大血管修补术；

48）心脏异物滞留或异物摘除术；

49）肺功能轻度损伤；

50）食管重建术后，进食正常者；

51）胃部分切除；

52）小肠部分切除；

53）结肠部分切除；

54）肝部分切除；

55）腹壁缺损面积＜腹壁的1/4；

56）脾部分切除；

57）胰部分切除；

58）甲状腺功能轻度损害；

59）甲状旁腺功能轻度损害；

60）尿道修补术；

61）一侧睾丸、附睾切除；

62）一侧输精管缺损，不能修复；

63）脊髓神经周围神经损伤，或盆腔、会阴手术后遗留性功能障碍；

64）一侧肾上腺缺损；

65）单侧输卵管切除；

66）单侧卵巢切除；

67）女性单侧乳房切除或严重瘢痕畸形；

68）其他职业性肺疾患，肺功能正常；

69）中毒性肾病，持续低分子蛋白尿；

70）慢性中度磷中毒；

71）氟及其无机化合物中毒慢性中度中毒；

72）减压性骨坏死Ⅱ期；

73）轻度手臂振动病；

74）二度牙酸蚀病。

5.9 九级

5.9.1 定级原则

器官部分缺损，形态异常，轻度功能障碍，无医疗依赖或者存在一般医疗依赖，无生活自理障碍。

5.9.2 九级条款系列

凡符合5.9.1或下列条款之一者均为工伤九级。

1）癫痫轻度；

2）中毒性周围神经病致浅感觉障碍；

3）脑挫裂伤无功能障碍；

4）开颅手术后无功能障碍；

5）颅内异物无功能障碍；

6）颈部外伤致颈总、颈内动脉狭窄，支架置入或血管搭桥手术后无功能障碍；

7）符合中度毁容标准之二项或轻度毁容者；

8）发际边缘瘢痕性秃发或其他部位秃发，需戴假发者；

9）全身瘢痕占体表面积≥5%；

10）面部有≥8 cm² 或三处以上≥1 cm² 的瘢痕；

11）两个以上横突骨折；

12）脊椎压缩骨折，椎体前缘高度减少小于1/2者；

13）椎间盘髓核切除术后；

14）1～2节脊柱内固定术；

15）一拇指末节部分1/2缺失；

16）一手食指2～3节缺失；

17）一拇指指间关节僵直于功能位；

18）除拇指外，余3～4指末节缺失；

19）一足踇趾末节缺失；

20）除踇趾外其他二趾缺失或瘢痕畸形，功能不全；

21）跖骨或跗骨骨折影响足弓者；

22）外伤后膝关节半月板切除、髌骨切除、膝关节交叉韧带修补术后；

23）四肢长管状骨骨折内固定或外固定支架术后；

24）髌骨、跟骨、距骨、下颌骨或骨盆骨折内固定术后；

25）第Ⅴ对脑神经眼支麻痹；

26）眶壁骨折致眼球内陷、两眼球突出度相差＞2 mm 或错位变形影响外观者；

27）一眼矫正视力≤0.3，另眼矫正视力＞0.6；

28）双眼矫正视力等于0.5；

29）泪器损伤，手术无法改进溢泪者；

30）双耳听力损失≥31 dB 或一耳损失≥71 dB；

31）喉源性损伤导致发声及言语不畅；

32）铬鼻病有医疗依赖；

33）牙槽骨损伤长度＞4 cm，牙脱落4个及以上；

34）上、下颌骨骨折，经牵引、固定治疗后无功能障碍者；

35）一侧下颌骨髁状突颈部骨折；

36）一侧颧骨并颧弓骨折；

37）肺内异物滞留或异物摘除术；

38）限局性脓胸行胸膜剥脱术；

39）胆囊切除；

40）一侧卵巢部分切除；

41）乳腺成形术；

42）胸、腹腔脏器探查术或修补术后。

5.10 十级

5.10.1 定级原则

器官部分缺损，形态异常，无功能障碍或轻度功能障碍，无医疗依赖或者存在一般医疗依赖，无生活自理障碍。

5.10.2 十级条款系列

凡符合 5.10.1 或下列条款之一者均为工伤十级。

1）符合中度毁容标准之一项者；

2）面部有瘢痕，植皮，异物色素沉着或脱失＞ 2 cm^2；

3）全身瘢痕面积＜ 5%，但≥ 1%；

4）急性外伤导致椎间盘髓核突出，并伴神经刺激征者；

5）一手指除拇指外，任何一指远侧指间关节离断或功能丧失；

6）指端植皮术后（增生性瘢痕 1cm^2 以上）；

7）手背植皮面积＞ 50 cm^2，并有明显瘢痕；

8）手掌、足掌植皮面积＞ 30% 者；

9）除踇趾外，任何一趾末节缺失；

10）足背植皮面积＞ 100 cm^2；

11）膝关节半月板损伤、膝关节交叉韧带损伤未做手术者；

12）身体各部位骨折愈合后无功能障碍或轻度功能障碍；

13）四肢大关节肌腱及韧带撕裂伤术后遗留轻度功能障碍；

14）一手或两手慢性放射性皮肤损伤Ⅱ度及Ⅱ度以上者；

15）一眼矫正视力≤ 0.5，另一眼矫正视力≥ 0.8；

16）双眼矫正视力≤ 0.8；

17）一侧或双侧睑外翻或睑闭合不全行成形手术后矫正者；

18）上睑下垂盖及瞳孔 1/3 行成形手术后矫正者；

19）睑球粘连影响眼球转动行成形手术后矫正者；

20）职业性及外伤性白内障术后人工晶状体眼，矫正视力正常者；

21）职业性及外伤性白内障Ⅰ~Ⅱ（或轻度、中度），矫正视力正常者；

22）晶状体部分脱位；

23）眶内异物未取出者；

24）眼球内异物未取出者；

25）外伤性瞳孔放大；

26）角巩膜穿通伤治愈者；

27）双耳听力损失 ≥ 26 dB，或一耳 ≥ 56 dB；

28）双侧前庭功能丧失，闭眼不能并足站立；

29）铬鼻病（无症状者）；

30）嗅觉丧失；

31）牙齿除智齿以外，切牙脱落 1 个以上或其他牙脱落 2 个以上；

32）一侧颞下颌关节强直，张口困难Ⅰ度；

33）鼻窦或面颊部有异物未取出；

34）单侧鼻腔或鼻孔闭锁；

35）鼻中隔穿孔；

36）一侧不完全性面瘫；

37）血、气胸行单纯闭式引流术后，胸膜粘连增厚；

38）腹腔脏器挫裂伤保守治疗后；

39）乳腺修补术后；

40）放射性损伤致免疫功能轻度减退；

41）慢性轻度磷中毒；

42）氟及其无机化合物中毒慢性轻度中毒；

43）井下工人滑囊炎；

44）减压性骨坏死Ⅰ期；

45）一度牙酸蚀病；

46）职业性皮肤病久治不愈。

附 录 A
（规范性附录）
各门类工伤、职业病致残分级判定基准

A.1 神经内科、神经外科、精神科门

A.1.1 智能损伤

A.1.1.1 智能损伤的症状

a）记忆减退，最明显的是学习新事物的能力受损；

b）以思维和信息处理过程减退为特征的智能损害，如抽象概括能力减退，难以解释成语、谚语，掌握词汇量减少，不能理解抽象意义的词汇，难以概括同类事物的共同特征，或判断力减退；

c）情感障碍，如抑郁、淡漠，或敌意增加等；

d）意志减退，如懒散、主动性降低；

e）其他高级皮层功能受损，如失语、失认、失用或人格改变等；

f）无意识障碍。

符合症状标准至少已6个月方可诊断。

A.1.1.2 智能损伤的级别

a）极重度智能损伤

1）记忆损伤，记忆商（MQ）0～19；

2）智商（IQ）< 20；

3）生活完全不能自理。

b）重度智能损伤

1）记忆损伤，MQ 20～34；

2）IQ 20～34；

3）生活大部不能自理。

c）中度智能损伤

1）记忆损伤，MQ 35～49；

2）IQ 35～49；

3）生活能部分自理。

d）轻度智能损伤

1）记忆损伤，MQ 50～69；

2）IQ 50～69；

3）生活勉强能自理，能做一般简单的非技术性工作。

e）边缘智能

1）记忆损伤，MQ 70～79；

2）IQ 70～79；

3）生活基本自理，能做一般简单的非技术性工作。

A.1.2　精神障碍

A.1.2.1　精神病性症状

有下列表现之一者：

a）突出的妄想；

b）持久或反复出现的幻觉；

c）病理性思维联想障碍；

d）紧张综合征，包括紧张性兴奋与紧张性木僵；

e）情感障碍显著，且妨碍社会功能（包括生活自理功能、社交功能及职业和角色功能）。

A.1.2.2　与工伤、职业病相关的精神障碍的认定

a）精神障碍的发病基础需有工伤、职业病的存在；

b）精神障碍的起病时间需与工伤、职业病的发生相一致；

c）精神障碍应随着工伤、职业病的改善和缓解而恢复正常；

d）无证据提示精神障碍的发病有其他原因（如强阳性家族病史）。

A.1.3　人格改变

个体原来特有的人格模式发生了改变，人格改变需有两种或两种以上的下列特征，至少持续6个月方可诊断：

a）语速和语流明显改变，如以赘述或粘滞为特征；

b）目的性活动能力降低，尤以耗时较久才能得到满足的活动更明显；

c）认知障碍，如偏执观念，过于沉湎于某一主题（如宗教），或单纯以对或错来对他人进行僵化的分类；

d）情感障碍，如情绪不稳、欣快、肤浅、情感流露不协调、易激惹，或淡漠；

e）不可抑制的需要和冲动（不顾后果和社会规范要求）。

A.1.4　癫痫的诊断

癫痫诊断的分级包括：

a）轻度：经系统服药治疗方能控制的各种类型癫痫发作者。

b）中度：各种类型的癫痫发作，经系统服药治疗一年后，全身性强直—阵挛发作、单纯或复杂部分发作，伴自动症或精神症状（相当于大发作、精神运动性发作）平均每月1次或1次以下，失神发作和其他类型发作平均每周1次以下。

c）重度：各种类型的癫痫发作，经系统服药治疗一年后，全身性强直—阵挛发作、单纯或复杂部分发作，伴自动症或精神症状（相当于大发作、精神运动性发作）平均每月1次以上，失神发作和其他类型发作平均每周1次以上者。

A.1.5　面神经损伤的评定

面神经损伤分中枢性（核上性）和外周性损伤。本标准所涉及的面神经损伤主要指外周性（核下性）病变。

一侧完全性面神经损伤系指面神经的五个分支支配的全部颜面肌肉瘫痪，表现为：

a）额纹消失，不能皱眉；

b）眼睑不能充分闭合，鼻唇沟变浅；

c）口角下垂，不能示齿、鼓腮、吹口哨，饮食时汤水流溢。

不完全性面神经损伤系指面神经颧枝损伤或下颌枝损伤或颞枝和颊枝损伤者。

A.1.6　运动障碍

A.1.6.1　肢体瘫

肢体瘫痪程度以肌力作为分级标准，具体级别包括：

a）0级：肌肉完全瘫痪，毫无收缩；

b）1级：可看到或触及肌肉轻微收缩，但不能产生动作；

c）2级：肌肉在不受重力影响下，可进行运动，即肢体能在床面上移动，但不能抬高；

d）3级：在和地心引力相反的方向中尚能完成其动作，但不能对抗外加的阻力；

e）4级：能对抗一定的阻力，但较正常人为低；
f）5级：正常肌力。

A.1.6.2 非肢体瘫痪的运动障碍

包括肌张力增高、深感觉障碍和（或）小脑性共济失调、不自主运动或震颤等。根据其对生活自理的影响程度划分为轻、中、重三度：

a）重度：不能自行进食，大小便、洗漱、翻身和穿衣需由他人护理；
b）中度：上述动作困难，但在他人帮助下可以完成；
c）轻度：完成上述运动虽有一些困难，但基本可以自理。

A.2 骨科、整形外科、烧伤科门

A.2.1 颜面毁容

A.2.1.1 重度

面部瘢痕畸形，并有以下六项中任意四项者：
a）眉毛缺失；
b）双睑外翻或缺失；
c）外耳缺失；
d）鼻缺失；
e）上下唇外翻、缺失或小口畸形；
f）颈颏粘连。

A.2.1.2 中度

具有下述六项中三项者：
a）眉毛部分缺失；
b）眼睑外翻或部分缺失；
c）耳廓部分缺失；
d）鼻部分缺失；
e）唇外翻或小口畸形；
f）颈部瘢痕畸形。

A.2.1.3 轻度

含中度畸形六项中二项者。

A.2.2 瘢痕诊断界定

指创面愈合后的增生性瘢痕，不包括皮肤平整、无明显质地改变的萎缩性瘢痕或疤痕。

A.2.3 面部异物色素沉着或脱失

A.2.3.1 轻度

异物色素沉着或脱失超过颜面总面积的 1/4。

A.2.3.2 重度

异物色素沉着或脱失超过颜面总面积的 1/2。

A.2.4 高位截肢

指肱骨或股骨缺失 2/3 以上。

A.2.5 关节功能障碍

A.2.5.1 关节功能完全丧失

非功能位关节僵直、固定或关节周围其他原因导致关节连枷状或严重不稳，以致无法完成其功能活动。

A.2.5.2 关节功能重度障碍

关节僵直于功能位，或残留关节活动范围约占正常的三分之一，较难完成原有劳动并对日常生活有明显影响。

A.2.5.3 关节功能中度障碍

残留关节活动范围约占正常的三分之二，能基本完成原有劳动，对日常生活有一定影响。

A.2.5.4 关节功能轻度障碍

残留关节活动范围约占正常的三分之二以上，对日常生活无明显影响。

A.2.6　四肢长管状骨

指肱骨、尺骨、桡骨、股骨、胫骨和腓骨。

A.2.7　脊椎骨折的类型

在评估脊椎损伤严重程度时，应根据暴力损伤机制、临床症状与体征，尤其是神经功能损伤情况以及影像等资料进行客观评估，出现以下情形之一时可判断为脊椎不稳定性骨折：

a）脊椎有明显骨折移位，椎体前缘高度压缩大于50%，后凸或侧向成角大于30°；
b）后缘骨折，且有骨块突入椎管内，椎管残留管腔小于40%；
c）脊椎弓根、关节突、椎板骨折等影像学表现。

上述情形外的其他情形可判断为脊椎稳定性骨折。

A.2.8　放射性皮肤损伤

A.2.8.1　急性放射性皮肤损伤Ⅳ度

初期反应为红斑、麻木、瘙痒、水肿、刺痛，经过数小时至10天假愈期后出现第二次红斑、水疱、坏死、溃疡，所受剂量可能≥20Gy。

A.2.8.2　慢性放射性皮肤损伤Ⅱ度

临床表现为角化过度、皲裂或皮肤萎缩变薄，毛细血管扩张，指甲增厚变形。

A.2.8.3　慢性放射性皮肤损伤Ⅲ度

临床表现为坏死、溃疡，角质突起，指端角化与融合，肌腱挛缩，关节变形及功能障碍（具备其中一项即可）。

A.3　眼科、耳鼻喉科、口腔科门

A.3.1　视力的评定

A.3.1.1　视力检查

按照GB 11533的规定检查视力。视力记录可采用5分记录（对数视力表）或小数记录两种方式（详见表A.1）。

表 A.1　小数记录折算 5 分记录参考表

旧法记录	0（无光感）				1/∞（光感）				0.001（光感）		
5 分记录	0				1				2		
旧法记录,cm（手指/cm）	6	8	10	12	15	20	25	30	35	40	45
5 分记录	2.1	2.2	2.3	2.4	2.5	2.6	2.7	2.8	2.85	2.9	2.95
走近距离	50cm	60cm	80cm	1m	1.2m	1.5m	2m	2.5m	3m	3.5m	4m	4.5m
小数记录	0.01	0.012	0.015	0.02	0.025	0.03	0.04	0.05	0.06	0.07	0.08	0.09
5 分记录	3.0	3.1	3.2	3.3	3.4	3.5	3.6	3.7	3.8	3.85	3.9	3.95
小数记录	0.1	0.12	0.15	0.2	0.25	0.3	0.4	0.5	0.6	0.7	0.8	0.9
5 分记录	4.0	4.1	4.2	4.3	4.4	4.5	4.6	4.7	4.8	4.85	4.9	4.95
小数记录	1.0	1.2	1.5	2.0	2.5	3.0	4.0	5.0	6.0	8.0	10.0
5 分记录	5.0	5.1	5.2	5.3	5.4	5.5	5.6	5.7	5.8	5.9	6.0

A.3.1.2　盲及低视力分级

盲及低视力分级见表 A.2。

表 A.2　盲及低视力分级

类别	级别	最佳矫正视力
盲	一级盲	< 0.02 ~ 无光感，或视野半径 < 5°
	二级盲	< 0.05 ~ 0.02，或视野半径 < 10°
低视力	一级低视力	< 0.1 ~ 0.05
	二级低视力	< 0.3 ~ 0.1

A.3.2　周边视野

A.3.2.1　视野检查的要求

a）视标颜色：白色；

b）视标大小：3mm；

c）检查距离：330mm；

d）视野背景亮度：31.5asb。

A.3.2.2 视野缩小的计算

视野有效值计算方法为：

$$实测视野有效值 = \frac{8条子午线实测视野值}{500} \times 100\%$$

A.3.3 伪盲鉴定方法

A.3.3.1 单眼全盲检查法

a）视野检查法：在不遮盖眼的情况下，检查健眼的视野，鼻侧视野＞60°者，可疑为伪盲。

b）加镜检查法：将准备好的试镜架上（好眼之前）放一个屈光度为+6.00D的球镜片，在所谓盲眼前放上一个屈光度为+0.25D的球镜片，戴在患者眼前以后，如果仍能看清5m处的远距离视力表时，即为伪盲。或嘱患者两眼注视眼前一点，将一个三棱镜度为6的三棱镜放于所谓盲眼之前，不拘底向外或向内，注意该眼球必向内或向外转动，以避免发生复视。

A.3.3.2 单眼视力减退检查法

a）加镜检查法：先记录两眼单独视力，然后将平面镜或不影响视力的低度球镜片放于所谓患眼之前，并将一个屈光度为+12.00D的凸球镜片同时放于好眼之前，再检查两眼同时看的视力，如果所得的视力较所谓患眼的单独视力更好时，则可证明患眼为伪装视力减退。

b）视觉诱发电位（VEP）检查法（略）。

A.3.4 视力减弱补偿率

视力减弱补偿率是眼科致残评级依据之一。从表A.3中提示，如左眼检查视力0.15，右眼检查视力0.3，对照视力减弱补偿率，行是9，列是7，交汇点是38，即视力减弱补偿率为38，对应致残等级是七级。余可类推。

表 A.3 视力减弱补偿率表

左眼		右眼										
		6/6	5/6	6/9	5/9	6/12	6/18	6/24	6/36		6/60	4/60	3/60	
		1~0.9	0.8	0.6	0.6	0.5	0.4	0.3	0.2	0.15	0.1	1/15	1/20	<1/20
6/6	1~0.9	0	0	2	3	4	6	9	12	16	20	23	25	27
5/6	0.8	0	0	3	4	5	7	10	14	18	22	24	26	28
6/9	0.7	2	3	4	5	6	8	12	16	20	24	26	28	30
5/9	0.6	3	4	5	6	7	10	14	19	22	26	29	32	35
6/12	0.5	4	5	6	7	8	12	17	22	25	28	32	36	40
6/18	0.4	6	7	8	10	12	16	20	25	28	31	35	40	45
6/24	0.3	9	10	12	14	17	20	25	33	38	42	47	52	60
6/36	0.2	12	14	16	19	22	25	33	47	55	60	67	75	80
	0.15	16	18	20	22	25	28	38	55	63	70	78	83	83
6/60	0.1	20	22	24	26	28	31	42	60	70	80	85	90	95
4/60	1/15	23	24	26	29	32	35	47	67	78	85	92	95	98
3/60	1/20	25	26	28	32	36	40	52	75	83	90	95	98	100
	<1/20	27	28	30	35	40	45	60	80	88	95	98	100	100

表 A.4 视力减弱补偿率与工伤等级对应表

致残等级	视力减弱补偿率 (%)
一级	−
二级	−
三级	100
四级	86 ~ 99
五级	76 ~ 85
六级	41 ~ 75
七级	25 ~ 40
八级	16 ~ 24
九级	8 ~ 15
十级	0 ~ 7

注1：视力减弱补偿率不能代替《工伤鉴定标准》,只有现条款不能得出确定结论时,才可对照视力减弱补偿率表得出相应的视力减弱补偿率,并给出相对应的致残等级。

注2：视力减弱补偿率及其等级分布不适用于一、二级的评定和眼球摘除者的致残等级。

A.3.5 无晶体眼的视觉损伤程度评价

因工伤或职业病导致眼晶体摘除，除了导致视力障碍外，还分别影响到患者视野及立体视觉功能，因此，对无晶体眼中心视力（矫正后）的有效值的计算要低于正常晶体眼。计算办法可根据无晶体眼的只数和无晶体眼分别进行视力最佳矫正（包括戴眼镜或接触镜和植入人工晶体）后，与正常晶体眼，依视力递减受损程度百分比进行比较来确定无晶体眼视觉障碍的程度，见表 A.5。

表 A.5 无晶体眼视觉损伤程度评价参考表

视力	无晶体眼中心视力有效值百分比(%)		
	晶体眼	单眼无晶体	双眼无晶体
1.2	100	50	75
1.0	100	50	75
0.8	95	47	71
0.6	90	45	67
0.5	85	42	64
0.4	75	37	56
0.3	65	32	49
0.25	60	30	45
0.20	50	25	37
0.15	40	20	30
0.12	30	—	22
0.1	20	—	—

A.3.6 听力损伤计算法

A.3.6.1 听阈值计算

30岁以上受检者在计算其听阈值时，应从实测值中扣除其年龄修正值，见表 A.6。后者取 GB/T7582-2004 附录 B 中数值。

表 A.6　纯音气导阈的年龄修正值

年龄/岁	频率/Hz					
	男			女		
	500	1000	2000	500	1000	2000
30	1	1	1	1	1	1
40	2	2	3	2	2	3
50	4	4	7	4	4	6
60	6	7	12	6	7	11
70	10	11	19	10	11	16

A.3.6.2　单耳听力损失计算法

取该耳语频 500Hz、1000Hz 及 2000Hz 纯音气导听阈值相加取其均值，若听阈超过 100dB，仍按 100dB 计算。如所得均值不是整数，则小数点后之尾数采用四舍五入法进为整数。

A.3.6.3　双耳听力损失计算法

听力较好一耳的语频纯音气导听阈均值（PTA）乘以 4 加听力较差耳的均值，其和除以 5。如听力较差耳的致聋原因与工伤或职业无关，则不予计入，直接以较好一耳的语频听阈均值为准。在标定听阈均值时，小数点后之尾数采取四舍五入法进为整数。

A.3.7　张口度判定及测量方法

以患者自身的食指、中指、无名指并列垂直置入上、下中切牙切缘间测量。
a）正常张口度　张口时上述三指可垂直置入上、下切牙切缘间（相当于 4.5cm 左右）。
b）张口困难 Ⅰ 度　大张口时，只能垂直置入食指和中指（相当于 3cm 左右）。
c）张口困难 Ⅱ 度　大张口时，只能垂直置入食指（相当于 1.7cm 左右）。
d）张口困难 Ⅲ 度　大张口时，上、下切牙间距小于食指之横径。
e）完全不能张口。

A.4　普外科、胸外科、泌尿生殖科门

A.4.1　肝功能损害

以血清白蛋白、血清胆红素、腹水、脑病和凝血酶原时间五项指标在肝功能损害中所占积分的多少作为其损害程度的判定（见表 A.7）。

表 A.7 肝功能损害的判定

项目	分 数		
	1 分	2 分	3 分
血清白蛋白	3.0g/dL ~ 3.5g/dL	2.5g/dL ~ 3.0g/dL	< 2.5g/dL
血清胆红素	1.5mg/dL ~ 2.0mg/dL	2.0mg/dL ~ 3.0mg/dL	> 3.0mg/dL
腹水	无	少量腹水,易控制	腹水多,难于控制
脑病	无	轻度	重度
凝血酶原时间	延长 > 3s	延长 > 6s	延长 > 9s

肝功能损害级别包括：
a）肝功能重度损害：10 ~ 15 分。
b）肝功能中度损害：7 ~ 9 分。
c）肝功能轻度损害：5 ~ 6 分。

A.4.2 肺、肾、心功能损害

参见 A.5。

A.4.3 肾损伤性高血压判定

肾损伤所致高血压系指血压的两项指标（收缩压 ≥ 21.3kPa，舒张压 ≥ 12.7kPa）只需具备一项即可成立。

A.4.4 甲状腺功能低下分级

A.4.4.1 重度

a）临床症状严重；
b）T3、T4 或 FT3、FT4 低于正常值，TSH > 50μU/L。

A.4.4.2 中度

a）临床症状较重；
b）T3、T4 或 FT3、FT4 正常，TSH > 50μU/L。

A.4.4.3 轻度

a）临床症状较轻；

b）T3、T4 或 FT3、FT4 正常，TSH 轻度增高但＜50μU/L。

A.4.5　甲状旁腺功能低下分级

a）重度：空腹血钙质量浓度＜6mg/dL；
b）中度：空腹血钙质量浓度 6～7mg/dL；
c）轻度：空腹血钙质量浓度 7～8mg/dL。
注：以上分级均需结合临床症状分析。

A.4.6　肛门失禁

A.4.6.1　重度

a）大便不能控制；
b）肛门括约肌收缩力很弱或丧失；
c）肛门括约肌收缩反射很弱或消失；
d）直肠内压测定：采用肛门注水法测定时直肠内压应小于 1 961 Pa（20cm H$_2$O）。

A.4.6.2　轻度

a）稀便不能控制；
b）肛门括约肌收缩力较弱；
c）肛门括约肌收缩反射较弱；
d）直肠内压测定：采用肛门注水法测定时直肠内压应为 1 961 Pa～2 942 Pa（20～30cm H$_2$O）。

A.4.7　排尿障碍

a）重度：系出现真性重度尿失禁或尿潴留残余尿体积≥50mL 者。
b）轻度：系出现真性轻度尿失禁或残余尿体积＜50mL 者。

A.4.8　生殖功能损害

a）重度：精液中精子缺如。
b）轻度：精液中精子数＜500万/mL，或异常精子＞30%，或死精子或运动能力很弱的精子＞30%。

A.4.9　血睾酮正常值

血睾酮正常值为 14.4～41.5nmoL/L（＜60ng/dL）。

A.4.10 左侧肺叶计算

本标准按三叶划分,即顶区、舌叶和下叶。

A.4.11 大血管界定

本标准所称大血管是指主动脉、上腔静脉、下腔静脉、肺动脉和肺静脉。

A.4.12 呼吸困难

参见 A.5.1。

A.5 职业病内科门

A.5.1 呼吸困难及呼吸功能损害

A.5.1.1 呼吸困难分级

Ⅰ级:与同龄健康者在平地一同步行无气短,但登山或上楼时呈现气短。

Ⅱ级:平路步行 1 000m 无气短,但不能与同龄健康者保持同样速度,平路快步行走呈现气短,登山或上楼时气短明显。

Ⅲ级:平路步行 100m 即有气短。

Ⅳ级:稍活动(如穿衣、谈话)即气短。

A.5.1.2 肺功能损伤分级

肺功能损伤分级见表 A.8。

表 A.8 肺功能损伤分级 单位为 %

损伤级别	FVC	FEV1	MVV	FEV1/FVC	RV/TLC	DLco
正常	> 80	> 80	> 80	> 70	< 35	> 80
轻度损伤	60 ~ 79	60 ~ 79	60 ~ 79	55 ~ 69	36 ~ 45	60 ~ 79
中度损伤	40 ~ 59	40 ~ 59	40 ~ 59	35 ~ 54	46 ~ 55	45 ~ 59
重度损伤	< 40	< 40	< 40	< 35	> 55	< 45

注:FVC、FEV1、MVV、DLco 为占预计值百分数。

A.5.1.3 低氧血症分级

a）正常：PO_2 为 13.3kPa ~ 10.6kPa（100mmHg ~ 80mmHg）；
b）轻度：PO_2 为 10.5kPa ~ 8.0kPa（79mmHg ~ 60mmHg）；
c）中度：PO_2 为 7.9kPa ~ 5.3kPa（59mmHg ~ 40mmHg）；
d）重度：PO_2 < 5.3kPa（< 40mmHg）。

A.5.2 活动性肺结核病诊断

A.5.2.1 诊断要点

尘肺合并活动性肺结核，应根据胸部 X 片、痰涂片、痰结核杆菌培养和相关临床表现作出判断。

A.5.2.2 涂阳肺结核诊断

符合以下三项之一者：
a）直接痰涂片镜检抗酸杆菌阳性 2 次；
b）直接痰涂片镜检抗酸杆菌 1 次阳性，且胸片显示有活动性肺结核病变；
c）直接痰涂片镜检抗酸杆菌 1 次阳性加结核分枝杆菌培养阳性 1 次。

A.5.2.3 涂阴肺结核的判定

直接痰涂片检查 3 次均阴性者，应从以下几方面进行分析和判断：
a）有典型肺结核临床症状和胸部 X 线表现；
b）支气管或肺部组织病理检查证实结核性改变。

此外，结核菌素（PPD 5 IU）皮肤试验反应 ≥ 15mm 或有丘疹水疱；血清抗结核抗体阳性；痰结核分枝杆菌 PCR 加探针检测阳性以及肺外组织病理检查证实结核病变等可作为参考指标。

A.5.3 心功能不全

a）一级心功能不全 能胜任一般日常劳动，但稍重体力劳动即有心悸、气急等症状。
b）二级心功能不全 普通日常活动即有心悸、气急等症状，休息时消失。
c）三级心功能不全 任何活动均可引起明显心悸、气急等症状，甚至卧床休息仍有症状。

A.5.4 中毒性肾病

A.5.4.1 特征性表现

肾小管功能障碍为中毒性肾病的特征性表现。

A.5.4.2 轻度中毒性肾病

a）近曲小管损伤：尿 β2 微球蛋白持续＞1 000μg/g 肌酐，可见葡萄糖尿和氨基酸尿，尿钠排出增加，临床症状不明显；

b）远曲小管损伤：肾脏浓缩功能降低，尿液稀释（尿渗透压持续＜350mOsm/kg·H_2O），尿液碱化（尿液 pH 持续＞6.2）。

A.5.4.3 重度中毒性肾病

除上述表现外，尚可波及肾小球，引起白蛋白尿（持续＞150mg/24h），甚至肾功能不全。

A.5.5 肾功能不全

a）肾功能不全尿毒症期　内生肌酐清除率＜25mL/min，血肌酐浓度为 450μmol/L～707μmol/L（5mg/dL～8mg/dL），血尿素氮浓度＞21.4mg/dL（60mg/dL），常伴有酸中毒及严重尿毒症临床征象。

b）肾功能不全失代偿期　内生肌酐清除率 25～49mL/min，血肌酐浓度＞177μmol/L（2mg/dL），但＜450μmol/L（5mg/dL），无明显临床症状，可有轻度贫血、夜尿、多尿。

c）肾功能不全代偿期　内生肌酐清除率降低至正常的 50%（50～70mL/min），血肌酐及血尿素氮水平正常，通常无明显临床症状。

A.5.6 中毒性血液病诊断分级

A.5.6.1 重型再生障碍性贫血

急性再生障碍性贫血及慢性再生障碍性贫血病情恶化期

a）临床：发病急，贫血呈进行性加剧，常伴严重感染，内脏出血；

b）血象：除血红蛋白下降较快外，须具备下列三项中之两项：

1）网织红细胞＜1%，含量＜$15×10^9$/L；

2）白细胞明显减少，中性粒细胞绝对值＜$0.5×10^9$/L；

3）血小板＜20×10⁹/L。

c）骨髓象

1）多部位增生减低，三系造血细胞明显减少，非造血细胞增多。如增生活跃须有淋巴细胞增多；

2）骨髓小粒中非造血细胞及脂肪细胞增多。

A.5.6.2　慢性再生障碍性贫血

a）临床：发病慢，贫血，感染，出血均较轻。

b）血象：血红蛋白下降速度较慢，网织红细胞、白细胞、中性粒细胞及血小板值常较急性再生障碍性贫血为高。

c）骨髓象

1）三系或二系减少，至少一个部位增生不良，如增生良好，红系中常有晚幼红（炭核）比例增多，巨核细胞明显减少。

2）骨髓小粒中非造血细胞及脂肪细胞增多。

A.5.6.3　骨髓增生异常综合征

须具备以下条件：

a）骨髓至少两系呈病态造血；

b）外周血一系、二系或全血细胞减少，偶可见白细胞增多，可见有核红细胞或巨大红细胞或其他病态造血现象；

c）除外其他引起病态造血的疾病。

A.5.6.4　贫血

重度贫血：血红蛋白含量（Hb）＜60g/L，红细胞含量（RBC）＜2.5×10¹²/L；

轻度贫血：成年男性 Hb＜120g/L，RBC＜4.5×10¹²/L 及红细胞比积（HCT）＜0.42，成年女性 Hb＜11g/L，RBC：＜4.0×10¹²/L 及 HCT＜0.37。

A.5.6.5　粒细胞缺乏症

外周血中性粒细胞含量低于 0.5×10⁹/L。

A.5.6.6　中性粒细胞减少症

外周血中性粒细胞含量低于 2.0×10⁹/L。

A.5.6.7 白细胞减少症

外周血白细胞含量低于 $4.0 \times 10^9/L$。

A.5.6.8 血小板减少症

外周血液血小板计数 $< 8 \times 10^{10}/L$，称血小板减少症；当 $< 4 \times 10^{10}/L$ 以下时，则有出血危险。

A.5.7 再生障碍性贫血完全缓解

贫血和出血症状消失，血红蛋白含量：男不低于120g/L，女不低于100g/L；白细胞含量 $4 \times 10^9/L$ 左右；血小板含量达 $8 \times 10^{10}/L$；3个月内不输血，随访1年以上无复发者。

A.5.8 急性白血病完全缓解

a）骨髓象：原粒细胞Ⅰ型+Ⅱ型（原单+幼稚单核细胞或原淋+幼稚淋巴细胞）≤5%，红细胞及巨核细胞系正常。

M2b型：原粒Ⅰ型+Ⅱ型≤5%，中性中幼粒细胞比例在正常范围。

M3型：原粒+早幼粒≤5%。

M4型：原粒Ⅰ、Ⅱ型+原红及幼单细胞≤5%。

M6型：原粒Ⅰ、Ⅱ型≤5%，原红+幼红以及红细胞比例基本正常。

M7型：粒、红两系比例正常，原巨+幼稚巨核细胞基本消失。

b）血象：男Hb含量≥100g/L 或女Hb含量≥90g/L；中性粒细胞含量≥ $1.5 \times 10^9/L$；血小板含量≥ $10 \times 10^{10}/L$；外周血分类无白血病细胞。

c）临床无白血病浸润所致的症状和体征，生活正常或接近正常。

A.5.9 慢性粒细胞白血病完全缓解

a）临床：无贫血、出血、感染及白血病细胞浸润表现。

b）血象：Hb含量 > 100g/L，白细胞总数（WBC）< $10 \times 10^9/L$，分类无幼稚细胞，血小板含量 $10 \times 10^{10}/L \sim 40 \times 10^{10}/L$。

c）骨髓象：正常。

A.5.10 慢性淋巴细胞白血病完全缓解

外周血白细胞含量≤ $10 \times 10^9/L$，淋巴细胞比例正常（或 < 40%），骨髓淋巴细胞比例正常（或 < 30%）临床症状消失，受累淋巴结和肝脾回缩至正常。

A.5.11 慢性中毒性肝病诊断分级

A.5.11.1 慢性轻度中毒性肝病

出现乏力、食欲减退、恶心、上腹饱胀或肝区疼痛等症状，肝脏肿大，质软或柔韧，有压痛；常规肝功能试验或复筛肝功能试验异常。

A.5.11.2 慢性中度中毒性肝病

a）上述症状较严重，肝脏有逐步缓慢性肿大或质地有变硬趋向，伴有明显压痛。
b）乏力及胃肠道症状较明显，血清转氨酶活性、γ-谷氨酰转肽酶或γ-球蛋白等反复异常或持续升高。
c）具有慢性轻度中毒性肝病的临床表现，伴有脾脏肿大。

A.5.11.3 慢性重度中毒性肝病

有下述表现之一者：
a）肝硬化；
b）伴有较明显的肾脏损害；
c）在慢性中度中毒性肝病的基础上，出现白蛋白持续降低及凝血机制紊乱。

A.5.12 慢性肾上腺皮质功能减退

A.5.12.1 功能明显减退

a）乏力，消瘦，皮肤、黏膜色素沉着，白癜，血压降低，食欲不振；
b）24h尿中17-羟类固醇＜4mg，17-酮类固醇＜10mg；
c）血浆皮质醇含量 早上8时，＜9mg/100mL，下午4时，＜3mg/100ml；
d）尿中皮质醇＜5mg/24h。

A.5.12.2 功能轻度减退

a）具有A.5.12.1b）、c）两项；
b）无典型临床症状。

A.5.13 免疫功能减低

A.5.13.1 功能明显减低

a）表现为易于感染，全身抵抗力下降；
b）体液免疫（各类免疫球蛋白）及细胞免疫（淋巴细胞亚群测定及周围血白细胞总数和分类）功能减退。

A.5.13.2 功能轻度减低

a）具有 A.5.13.1b）项；
b）无典型临床症状。

A.6 非职业病内科疾病的评残

由职业因素所致内科以外的，且属于卫生部颁布的职业病名单中的病伤，在经治疗于停工留薪期满时其致残等级皆根据总则 5 中相应的残情进行鉴定，其中因职业肿瘤手术所致的残情，参照主要受损器官的相应条目进行评定。

A.7 系统治疗的界定

本标准中所指的"系统治疗"是指经住院治疗，或每月平均一次到医院门诊治疗并坚持服药或其他专科治疗等。

A.8 等级相应原则

在实际应用中，如果仍有某些损伤类型未在本标准中提及者，可按其对劳动、生活能力影响程度列入相应等级。

附 录 B
（资料性附录）
正确使用本标准的说明

B.1 神经内科、神经外科、精神科门

B.1.1 意识障碍是急性器质性脑功能障碍的临床表现。如持续性植物状态、去皮层状态、动作不能性缄默等常常长期存在，久治不愈。遇到这类意识障碍，因患者生活完全不能自理，一切需别人照料，应评为最重级。

反复发作性的意识障碍，作为癫痫的一组症状或癫痫发作的一种形式时，不单独评定其致残等级。

B.1.2 精神分裂症和躁郁症均为内源性精神病，发病主要决定于病人自身的生物学素质。在工伤或职业病过程中伴发的内源性精神病不应与工伤或职业病直接所致的精神病相混淆。精神分裂症和躁郁症不属于工伤或职业病性精神病。

B.1.3 智能损伤说明

a) 智能损伤的总体严重性以记忆或智能损伤程度予以考虑，按"就重原则"其中哪项重，就以哪项表示；

b) 记忆商（MQ）、智商（IQ）的测查结果仅供参考，鉴定时需结合病理基础、日常就诊记录等多方综合评判。

B.1.4 神经心理学障碍指局灶性皮层功能障碍，内容包括失语、失用、失写、失读、失认等。临床上以失语为最常见，其他较少单独出现。

B.1.5 鉴于手、足部肌肉由多条神经支配，可出现完全瘫，亦可表现不完全瘫，在评定手、足瘫致残程度时，应区分完全性瘫与不完全性瘫，再根据肌力分级判定基准，对肢体瘫痪致残程度详细分级。

B.1.6 神经系统多部位损伤或合并其他器官的伤残时，其致残程度的鉴定依照本标准总则中的有关规定处理。

B.1.7 癫痫是一种以反复发作性抽搐或以感觉、行为、意识等发作性障碍为特征的临床症候群，属于慢性病之一。因为它的临床体征较少，若无明显颅脑器质性损害则难于定性。为了科学、合理地进行劳动能力鉴定，在进行致残程度评定时，应根据以下信息资料综合评判。

a) 工伤和职业病所致癫痫的诊断前提应有严重颅脑外伤或中毒性脑病的病史；

b）一年来系统治疗病历资料；

c）脑电图资料；

d）其他有效资料，如血药浓度测定。

B.1.8　各种颅脑损伤出现功能障碍参照有关功能障碍评级。

B.1.9　为便于分类分级，将运动障碍按损伤部位不同分为脑、脊髓、周围神经损伤三类。鉴定中首先分清损伤部位，再给予评级。

B.1.10　考虑到颅骨缺损多可修补后按开颅术定级，且颅骨缺损的大小与功能障碍程度无必然联系，故不再以颅骨缺损大小作为评级标准。

B.1.11　脑挫裂伤应具有相应病史、临床治疗经过，经CT及（或）MRI等辅助检查证实有脑实质损害征象。

B.1.12　开颅手术包括开颅探查、去骨瓣减压术、颅骨整复、各种颅内血肿清除、慢性硬膜下血肿引流、脑室外引流、脑室—腹腔分流等。

B.1.13　脑脊液漏手术修补成功无功能障碍按开颅手术定级；脑脊液漏伴颅底骨缺损反复修补失败或无法修补者定为四级。

B.1.14　中毒性周围神经病表现为四肢对称性感觉减退或消失，肌力减退，肌肉萎缩，四肢腱反射（特别是跟腱反射）减退或消失。神经肌电图显示神经源性损害。如仅表现以感觉障碍为主的周围神经病，有深感觉障碍的定为七级，只有浅感觉障碍的定为九级，出现运动障碍者可参见神经科部分"运动障碍"定级。

外伤或职业中毒引起的周围神经损害，如出现肌萎缩者，可按肌力予以定级。

B.1.15　外伤或职业中毒引起的同向偏盲或象限性偏盲，其视野缺损程度可参见眼科标准予以定级。

B.2　骨科、整形外科、烧伤科门

B.2.1　本标准只适用于因工负伤或职业病所致脊柱、四肢损伤的致残程度鉴定之用，其他先天畸形，或随年龄增长出现的退行性改变，如骨性关节炎等，不适用本标准。

B.2.2　有关节内骨折史的骨性关节炎或创伤后关节骨坏死，按该关节功能损害程度，列入相应评残等级处理。

B.2.3　创伤性滑膜炎，滑膜切除术后留有关节功能损害或人工关节术后残留有功能不全者，按关节功能损害程度，列入相应等级处理。

B.2.4　脊柱骨折合并有神经系统症状，骨折治疗后仍残留不同程度的脊髓和神经功能障碍者，参照总则5中相应条款进行处理。

B.2.5　外伤后（一周内）发生的椎间盘突出症，经人力资源与社会保障部门认定为工伤的，按本标准相应条款进行伤残等级评定，若手术后残留有神经系统症状者，参照总则5中相应条款进行处理。

B.2.6 职业性损害如氟中毒或减压病等所致骨与关节损害，按损害部位功能障碍情况列入相应评残等级处理。

B.2.7 神经根性疼痛的诊断需根据临床症状，同时结合必要的相关检查综合评判。

B.2.8 烧伤面积、深度不作为评残标准，需等治疗停工留薪期满后，依据造成的功能障碍程度、颜面瘢痕畸形程度和瘢痕面积（包括供皮区明显瘢痕）大小进行评级。

B.2.9 面部异物色素沉着是指由于工伤如爆炸伤所致颜面部各种异物（包括石子、铁粒等）的存留，或经取异物后仍有不同程度的色素沉着。但临床上很难对面部异物色素沉着量及面积作出准确的划分，考虑到实际工作中可能遇见多种复杂情况，故本标准将面部异物色素沉着分为轻度及重度两个级别，分别以超过颜面总面积的1/4及1/2作为判定轻、重的基准。

B.2.10 以外伤为主导诱因引发的急性腰椎间盘突出症，应按下列要求确定诊断：

a）急性外伤史并发坐骨神经刺激征；

b）有早期MRI（一个月内）影像学依据提示为急性损伤；

c）无法提供早期MRI资料的，仅提供早期CT依据者应继续3~6个月治疗与观察后申请鉴定，鉴定时根据遗留症状与体征，如相应受损神经支配肌肉萎缩、肌力减退、异常神经反射等损害程度作出等级评定。

B.2.11 膝关节损伤的诊断应从以下几方面考虑：明确的外伤史；相应的体征；结合影像学资料。如果还不能确诊者，可行关节镜检查确定。

B.2.12 手、足功能缺损评估参考图表

考虑到手、足外伤复杂多样性，在现标准没有可对应条款情况下，可参照"手、足功能缺损评估参考图表"定级。

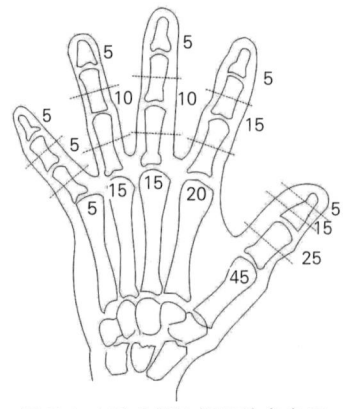

图 B.1 手功能缺损评估参考图

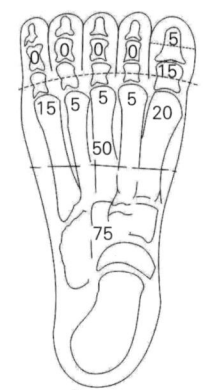

图 B.2 足功能缺损评估参考图

表 B.1 手、足功能缺损分值定级区间参考表（仅用于单肢体）

级别	分值
一级	---
二级	---
三级	---
四级	---
五级	81～100 分
六级	51～80 分
七级	31～50 分
八级	21～30 分
九级	11～20 分
十级	≤10 分

表 B.2 手、腕部功能障碍评估参考表

		功能障碍程度与分值定级		
		僵直于非功能位	僵直于功能位或<1/2 关节活动度	轻度功能障碍或>1/2 关节活动度
拇指	第一掌腕/掌指/指间关节均受累	40	25	15
	掌指、指间关节同时受累	30	20	10
	掌指、指间单一关节受累	20	15	5
食指	掌指、指间关节均受累	20	15	5
	掌指或近侧指间关节受累	15	10	0
	远侧指间关节受累	5	5	0
中指	掌指、指间关节均受累	15	5	5
	掌指或近侧指间关节受累	10	5	0
	远侧指间关节受累	5	0	0
环指	掌指、指间关节均受累	10	5	5
	掌指或近侧指间关节受累	5	5	0
	远侧指间关节受累	5	0	0
小指	掌指、指间关节均受累	5	5	5
	掌指或近侧指间关节受累	5	5	0
	远侧指间关节受累	0	0	0
腕关节	手功能大部分丧失时的腕关节受累	10	5	0
	单纯腕关节受累	40	30	20

B.3　眼科、耳鼻喉科、口腔科门

B.3.1　非工伤和职业性五官科疾病如夜盲、立体盲、耳硬化症等不适用本标准。

B.3.2　职工工伤与职业病所致视觉损伤不仅仅是眼的损伤或破坏，重要的是涉及视功能的障碍以及有关的解剖结构和功能的损伤如眼睑等。因此，视觉损伤的鉴定包括：

　　a）眼睑、眼球及眼眶等的解剖结构和功能损伤或破坏程度的鉴定；

　　b）视功能（视敏锐度、视野和立体视觉等）障碍程度的鉴定。

B.3.3　眼伤残鉴定标准主要的鉴定依据为眼球或视神经器质性损伤所致的视力、视野、立体视功能障碍及其他解剖结构和功能的损伤或破坏。其中视力残疾主要参照了盲及低视力分级标准和视力减弱补偿率视力损伤百分计算办法。"一级"划线的最低限为双眼无光感或仅有光感但光定位不准；"二级"等于"盲"标准的一级盲；"三级"等于或相当于二级盲；"四级"相当于一级低视力；"五级"相当于二级低视力，"六至十级"则分别相当于视力障碍的0.2～0.8。

B.3.4　周边视野损伤程度鉴定以实际测得的8条子午线视野值的总和，计算平均值即有效视野值。当视野检查结果与眼部客观检查不符时，可用Humphrey视野或Octopus视野检查。

B.3.5　中心视野缺损目前尚无客观的计量办法，评残时可根据视力受损程度确定其相应级别。

B.3.6　无晶状体眼视觉损伤程度评价参见表A.5。在确定无晶状体眼中心视力的实际有效值之后，分别套入本标准的实际级别。

B.3.7　中央视力及视野（周边视力）的改变，均须有相应的眼组织器质性改变来解释，如不能解释则要根据视觉诱发电位及多焦视网膜电流图检查结果定级。

B.3.8　伪盲鉴定参见A.3.3。视觉诱发电位等的检查可作为临床鉴定伪盲的主要手段。如一眼有或无光感，另眼眼组织无器质性病变，并经视觉诱发电位及多焦视网膜电流图检查结果正常者，应考虑另眼为伪盲眼。也可采用其他行之有效的办法包括社会调查、家庭采访等。

B.3.9　睑球粘连严重、同时有角膜损伤者按中央视力定级。

B.3.10　职业性眼病（包括白内障、电光性眼炎、二硫化碳中毒、化学性眼灼伤）的诊断可分别参见GBZ 35、GBZ 9、GBZ 4、GBZ 45、GBZ 54。

B.3.11　职业性及外伤性白内障视力障碍程度较本标准所规定之级别重者（即视力低于标准九级和十级之0.5～0.8），则按视力减退情况分别套入不同级别。白内障术后评残办法参见A.3.5。如果术前已经评残者，术后应根据矫正视力情况，并参照A.3.5无晶状体眼视觉损伤程度评价重新评级。

外伤性白内障未做手术者根据中央视力定级；白内障摘除人工晶状体植入术后谓人工晶状体眼，人工晶状体眼根据中央视力定级。白内障摘除未能植入人工晶状体者，谓无晶状体眼，根据其矫正视力并参见 B.3.6 的要求定级。

B.3.12 泪器损伤指泪道（包括泪小点、泪小管、泪囊、鼻泪管等）及泪腺的损伤。

B.3.13 有明确的外眼或内眼组织结构的破坏，而视功能检查好于本标准第十级（即双眼视力≤ 0.8) 者，可视为十级。

B.3.14 本标准没有对光觉障（暗适应）作出规定，如果临床上确有因工或职业病所致明显暗适应功能减退者，应根据实际情况，作出适当的判定。

B.3.15 一眼受伤后健眼发生交感性眼炎者无论伤后何时都可以申请定级。

B.3.16 本标准中的双眼无光感、双眼矫正视力或双眼视野，其"双眼"为临床习惯称谓，实际工作（包括评残）中是以各眼检查或矫正结果为准。

B.3.17 听功能障碍包括长期暴露于生产噪声所致的职业性噪声聋，压力波、冲击波造成的爆破性聋等，颅脑外伤所致的颞骨骨折、内耳震荡、耳蜗神经挫伤等产生的耳聋及中、外耳伤后遗的鼓膜穿孔、鼓室瘢痕粘连，外耳道闭锁等产生的听觉损害。

B.3.18 听阈测定的设备和方法必须符合国家标准：GB/T 7341、GB 4854、GB/T 7583。

B.3.19 纯音电测听重度、极重度听功能障碍时，应同时加测听觉脑干诱发电位(A.B.R)。

B.3.20 耳廓、外鼻完全或部分缺损，可参照整形科"头面部毁容"。

B.3.21 耳科平衡功能障碍指前庭功能丧失而平衡功能代偿不全者。因肌肉、关节或其他神经损害引起的平衡障碍，按有关学科残情定级。

B.3.22 如职工因与工伤或职业有关的因素诱发功能性视力障碍和耳聋，应用相应的特殊检查法明确诊断，在其器质性视力和听力减退确定以前暂不评残。伪聋，也应先予排除，然后评残。

B.3.23 喉原性呼吸困难系指声门下区以上呼吸道的阻塞性疾患引起者。由胸外科、内科病所致的呼吸困难参见 A.5.1。

B.3.24 发声及言语困难系指喉外伤后致结构改变，虽呼吸通道无障碍，但有明显发声困难及言语表达障碍；轻者则为发声及言语不畅。

发声障碍系指声带麻痹或声带的缺损、小结等器质性损害致不能胜任原来的嗓音职业工作者。

B.3.25 职业性铬鼻病、工业性氟病、减压病、尘肺病、职业性肿瘤、慢性砷中毒、磷中毒、手臂振动病、牙酸蚀病以及煤矿井下工人滑囊炎等的诊断分别参见 GBZ 12、GBZ 5、GBZ 24、GBZ 70、GBZ 94、GBZ 83、GBZ 81、GBZ 7、GBZ 61、GBZ 82。

B.3.26 颞下颌关节强直，临床上分两类：一为关节内强直，一为关节外强直（颌间挛缩），本标准中颞下颌关节强直即包括此两类。

B.3.27　本标准将舌划分为三等份即按舌尖、舌体和舌根计算损伤程度。

B.3.28　头面部毁容参见 A.2.1。

B.4　普外科、胸外科、泌尿生殖科门

B.4.1　器官缺损伴功能障碍者，在评残时一般应比器官完整伴功能障碍者级别高。

B.4.2　生殖器官缺损不能修复，导致未育者终生不能生育的，应在原级别基础上上升一级。

B.4.3　多器官损害的评级标准依照本标准总则中制订的有关规定处理。

B.4.4　任何并发症的诊断都要有影像学和实验室检查的依据，主诉和体征供参考。

B.4.5　评定任何一个器官的致残标准，都要有原始病历记录，其中包括病历记录、手术记录、病理报告等。

B.4.6　甲状腺损伤若伴有喉上神经和喉返神经损伤致声音嘶哑、呼吸困难或呛咳者，判定级别标准参照耳鼻喉科部分。

B.4.7　阴茎缺损指阴茎全切除或部分切除并功能障碍者。

B.4.8　心脏及大血管的各种损伤其致残程度的分级，均按治疗期满后的功能不全程度分级。

B.4.9　胸部(胸壁、气管、支气管、肺)各器官损伤的致残分级除按表C.4中列入各项外，其他可按治疗期结束后的肺功能损害和呼吸困难程度分级。

B.4.10　肝、脾、胰等挫裂伤，有明显外伤史并有影像学诊断依据者，保守治疗后可定为十级。

B.4.11　普外科开腹探查术后或任何开腹手术后发生粘连性肠梗阻，且反复发作，有明确影像学诊断依据，应在原级别基础上上升一级。

B.5　职业病内科门

B.5.1　本标准适用于确诊患有中华人民共和国卫生部颁布的职业病名单中的各种职业病所致肺脏、心脏、肝脏、血液或肾脏损害经治疗停工留薪期满时需评定致残程度者。

B.5.2　心律失常（包括传导阻滞）与心功能不全往往有联系，但两者的严重程度可不平衡，但心律失常者，不一定有心功能不全或劳动能力减退，评残时应按实际情况定级。

B.5.3　本标准所列各类血液病、内分泌及免疫功能低下及慢性中毒性肝病等，病情常有变化，对已进行过评残，经继续治疗后残情发生变化者应按国家社会保险法规的要求，对残情重新进行评级。

B.5.4 肝功能的测定

肝功能的测定包括：

常规肝功能试验：包括血清丙氨酸氨基转换酶(ALT 即 GPT)、血清胆汁酸等。

复筛肝功能试验：包括血清蛋白电泳，总蛋白及白蛋白、球蛋白、血清天门冬氨酸氨基转移酶（AST 即 GOT）、血清谷氨酰转肽酶（γ-GT)，转铁蛋白或单胺氧化酶测定等，可根据临床具体情况选用。

静脉色氨酸耐量试验(ITTT)，吲哚氰绿滞留试验(IGG)是敏感性和特异性都较好的肝功能试验，有备件可作为复筛指标。

B.5.5 职业性肺部疾患主要包括尘肺、铍病、职业性哮喘等，在评定残情分级时，除尘肺在分级表中明确注明外，其他肺部疾病可分别参照相应的国家诊断标准，以呼吸功能损害程度定级。

B.5.6 对职业病患者进行肺部损害鉴定的要求：

a）须持有职业病诊断证明书；

b）须有近期胸部 X 射线平片；

c）须有肺功能测定结果及（或）血气测定结果。

B.5.7 肺功能测定时注意的事项：

a）肺功能仪应在校对后使用；

b）对测定对象，测定肺功能前应进行训练；

c）FVC、FEV1 至少测定两次，两次结果相差不得超过 5%；

d）肺功能的正常预计值公式宜采用各实验室的公式作为预计正常值。

B.5.8 鉴于职业性哮喘在发作或缓解期所测得的肺功能不能正确评价哮喘病人的致残程度，可以其发作频度和影响工作的程度进行评价。

B.5.9 在判定呼吸困难有困难时或呼吸困难分级与肺功能测定结果有矛盾时，应以肺功能测定结果作为致残分级标准的依据。

B.5.10 石棉肺是尘肺的一种，本标准未单独列出，在评定致残分级时，可根据石棉肺的诊断，主要结合肺功能损伤情况进行评定。

B.5.11 放射性疾病包括外照射急性放射病，外照射慢性放射病，放射性皮肤病、放射性白内障、内照射放射病、放射性甲状腺疾病、放射性性腺疾病、放射性膀胱疾病、急性放射性肺炎及放射性肿瘤，临床诊断及处理可参照 GBZ 104、GBZ 105、GBZ 106、GBZ 95、GBZ 96、GBZ 101、GBZ 107、GBZ 109、GBZ 110、GBZ 94。放射性白内障可参照眼科评残处理办法，其他有关放射性损伤评残可参照相应条目进行处理。

B.5.12 本标准中有关慢性肾上腺皮质功能减低、免疫功能减低及血小板减少症均指由于放射性损伤所致，不适用于其他非放射性损伤的评残。

附 录 C（规范性附录）
职工工伤 职业病致残等级分级表

按门类对工伤进行分级，具体见表 C.1、表 C.2、表 C.3 和表 C.4

表 C.1 神经内科、

伤残类别					分
	一	二	三	四	五
智能损伤	极重度	重度		中度	
精神症状			1. 精神病性症状，经系统治疗 1 年后仍表现为危险或冲动行为者 2. 精神病性症状，经系统治疗 1 年后仍缺乏生活自理能力者	精神病性症状，经系统治疗 1 年后仍缺乏社交能力者	
癫痫				重度	
运动障碍 脑损伤	四肢瘫肌力≤3 级或三肢瘫肌力≤2 级	1. 三肢瘫肌力 3 级 2. 偏瘫肌力≤2 级	偏瘫肌力 3 级	单肢瘫肌力≤2 级	1. 四肢瘫肌力 4 级 2. 单肢瘫肌力 3 级
脊髓损伤		截瘫肌力≤2 级	截瘫肌力 3 级		
周围神经损伤		双手全肌瘫肌力≤2 级	双足全肌瘫肌力≤2 级	双手部分肌瘫肌力≤2 级	1. 双手部分肌瘫肌力 3 级 2. 一手全肌瘫肌力≤2 级 3. 双足全肌瘫肌力 3 级
非肢体瘫运动障碍	重度		中度		

神经外科、精神科门

级				
六	七	八	九	十
轻度				
精神病性症状,经系统治疗1年后仍影响职业劳动能力者	人格改变或边缘智能,经系统治疗1年后仍存在明显社会功能受损者			
中度			轻度	
三肢瘫肌力4级	偏瘫肌力4级	单肢体瘫肌力4级		
截瘫双下肢肌力4级伴轻度排尿障碍	截瘫肌力4级			
1. 双手全肌瘫肌力4级 2. 一手全肌瘫肌力3级 3. 双足部分肌瘫肌力≤2级 4. 单足全肌瘫肌力≤2级	1. 单手部分肌瘫肌力3级 2. 双足部分肌瘫肌力3级 3. 单足全肌瘫肌力3级 4. 中毒性周围神经病致深感觉障碍	1. 单手全肌瘫肌力4级 2. 双手部分肌瘫肌力4级 3. 双足部分肌瘫肌力4级 4. 单足部分肌瘫肌力≤3级	中毒性周围神经病致浅感觉障碍	
轻度				

伤残类别	一	二	三	四	分 五
特殊皮层功能障碍 1. 失语 2. 失用、失写、失读、失认等		完全感觉性或混合性	两项及两项以上完全性		完全运动性 1. 单项完全性 2. 多项不完全性
颅脑损伤				脑脊液漏伴有颅底骨缺损不能修复或反复手术失败	

表 C1 续

级				
六	七	八	九	十
不完全感觉性	不完全运动性 单项不完全性			
		脑叶部分切除术后	1. 脑挫裂伤无功能障碍 2. 开颅术后无功能障碍 3. 颅内异物无功能障碍 4. 外伤致颈总、颈内动脉狭窄,支架置入或血管搭桥术后无功能障碍	

表 C.2　骨科、

伤残类别	一	二	三	四	五
头面部毁容	1. 面部重度毁容,同时伴有表 C.2 中二级伤残之一者 2. 全身重度瘢痕形成,占体表面积 ≥ 90%,伴有脊柱及四肢大关节活动功能基本丧失	1. 全面部瘢痕或植皮伴有重度毁容 2. 全身重度瘢痕形成,占体表面积 ≥ 80%,伴有四肢大关节中 3 个以上活动功能受限	1. 面部瘢痕或植皮 ≥ 2/3 并有中度毁容 2. 全身重度瘢痕形成,占体表面积 ≥ 70%,伴有四肢大关节中 2 个以上活动功能受限	1. 面部中度毁容 2. 全身瘢痕面积 ≥ 60%,四肢大关节中 1 个关节活动功能受限 3. 面部瘢痕或植皮 ≥ 1/2 并有轻度毁容	1. 面部瘢痕或植皮 ≥ 1/3 并有毁容标准之一项 2. 全身瘢痕占体表面积 ≥ 50%,并有关节活动功能受限
脊柱损伤					脊柱骨折后遗 30° 以上侧弯或后凸畸形,伴严重根性神经痛
上肢	双肘关节以上缺失或功能完全丧失	双侧前臂缺失或双手功能完全丧失	1. 一手缺失,另一手拇指缺失 2. 双手拇、食指缺失或功能完全丧失 3. 一手功能完全丧失,另一手拇指功能完全丧失	1. 双拇指完全缺失或功能完全丧失 2. 一侧手功能完全丧失,另一手部分功能丧失 3. 一侧肘上缺失	1. 一侧前臂缺失 2. 一手功能完全丧失 3. 肩、肘关节之一功能完全丧失 4. 一手拇指缺失,另一手除拇指外三指缺失 5. 一手拇指功能完全丧失,另一手除拇指外三指功能完全丧失

整形外科、烧伤科门

级				
六	七	八	九	十
1. 面部重度异物色素沉着或脱失 2. 面部瘢痕或植皮≥1/3 3. 全身瘢痕面积≥40% 4. 撕脱伤后头皮缺失1/5以上	1. 符合重度毁容标准之两项者 2. 烧伤后颅骨全层缺损≥30cm²，或在硬脑膜上植皮面积≥10cm² 3. 面部瘢痕、异物或植皮伴色素改变占面部的10%以上 4. 颈部瘢痕挛缩，影响颈部活动 5. 全身瘢痕面积≥30%	1. 符合重度毁容标准之一项者 2. 面部烧伤植皮≥1/5 3. 面部轻度异物沉着或色素脱失 4. 双侧耳廓部分或一侧耳廓大部分缺损 5. 全身瘢痕面积≥20% 6. 一侧或双侧眼睑明显缺损	1. 符合中度毁容标准之两项或轻度毁容者 2. 发际边缘瘢痕性秃发或其他部位秃发，需戴假发者 3. 全身瘢痕占体表面积≥5% 4. 面部有≥8cm²或三处以上≥1cm²的瘢痕	1. 符合中度毁容标准之一项者 2. 面部有瘢痕，植皮，异物色素沉着或脱失＞2cm² 3. 全身瘢痕面积＜5%，但≥1%
	骨盆骨折内固定术后，骨盆环不稳定，骶髂关节分离	1. 脊椎压缩性骨折，椎体前缘高度减少1/2以上者或脊椎不稳定性骨折 2. 3个及以上节段脊柱内固定术	1. 两个以上横突骨折 2. 脊椎压缩骨折，椎体前缘高度减少小于1/2者 3. 椎间盘髓核切除术后 4. 1~2节脊柱内固定术	急性外伤导致椎间盘髓核突出，并伴神经刺激征者
1. 单纯一拇指完全缺失，连同另一手非拇指2指缺失 2. 一拇指功能完全丧失，另一手除拇指外有2指功能完全丧失 3. 一手三指(含拇指)缺失 4. 除拇指外其余四指缺失或功能完全丧失	1. 一手除拇指外，其他2~3指(含食指)近侧指间关节离断 2. 一手除拇指外，其他2~3指(含食指)近侧指间关节功能完全丧失 3. 肩、肘关节之一损伤后遗留关节重度功能障碍 4. 一腕关节功能完全丧失	1. 一手除拇、食指外，有两指近侧指间关节离断 2. 一手除拇、食指外，有两指近侧指间关节功能完全丧失 3. 一拇指指间关节离断 4. 一拇指指间关节畸形，功能完全丧失	1. 一拇指末节部分1/2缺失 2. 一手食指2~3节缺失 3. 一拇指指间关节僵直于功能位 4. 除拇指外，余3~4指末节缺失	1. 一手指除拇指外，任何一指远侧指间关节离断或功能丧失 2. 指端植皮术后(增生性瘢痕1cm²以上) 3. 手背植皮面积＞50cm²，并有明显瘢痕

伤残类别	分				
	一	二	三	四	五
下肢		1. 双下肢瘢痕畸形,功能完全丧失 2. 双膝以上缺失 3. 双膝、双踝关节功能完全丧失	1. 双髋、双膝关节中,有一个关节缺失或功能完全丧失及另一关节重度功能障碍 2. 双膝以下缺失或功能完全丧失 3. 一侧髋、膝关节畸形,功能完全丧失	1. 一侧膝以下缺失,另一侧前足缺失 2. 一侧膝以上缺失 3. 一侧踝以下缺失,另一足畸形行走困难	1. 双前足缺失或双前足瘢痕畸形,功能完全丧失 2. 双跟骨足底软组织缺损瘢痕形成,反复破溃 3. 一髋(或一膝)功能完全丧失 4. 一侧膝以下缺失
上下肢	1. 双下肢膝上缺失及一上肢肘上缺失 2. 双下肢及一上肢瘢痕畸形,功能完全丧失	1. 同侧上、下肢缺失或功能完全丧失 2. 四肢大关节(肩、髋、膝、肘)中四个及以上关节功能完全丧失	1. 非同侧腕上、踝上缺失 2. 非同侧上、下肢瘢痕畸形,功能完全丧失		四肢大关节之一人工关节术后遗留重度功能障碍

表 C2 续

级				
六	七	八	九	十
1. 一侧踝以下缺失；或踝关节畸形，功能完全丧失 2. 下肢骨折成角畸形>15°，并有肢体短缩4cm以上 3. 一前足缺失，另一足仅残留踇趾 4. 一前足缺失，另一足除踇趾外，2～5趾畸形，功能完全丧失 5. 一足功能完全丧失，另一足部分功能丧失 6. 一髋或一膝关节功能重度障碍 7. 单侧跟骨足底软组织缺损瘢痕形成，反复破溃	1. 一足1～5趾缺失 2. 一前足缺失 3. 下肢伤后短缩大于2cm，但≤4cm者 4. 膝关节韧带损伤术后关节不稳定，伸屈功能正常者	1. 一足踇趾缺失，另一足非踇趾一趾缺失 2. 一足踇趾畸形，功能完全丧失，另一足非踇趾一趾畸形 3. 一足除踇趾外，其他三趾缺失 4. 一足除踇趾外，其他四趾瘢痕畸形，功能完全丧失	1. 一足踇趾末节缺失 2. 除踇趾外其他二趾缺失或瘢痕畸形，功能不全 3. 跖骨或跗骨骨折影响足弓者 4. 外伤后膝关节半月板切除、髌骨切除、膝关节交叉韧带修补术后	1. 除踇趾外，任何一趾末节缺失 2. 足背植皮面积>100cm² 3. 膝关节半月板损伤、膝关节交叉韧带损伤未做手术者
	1. 四肢大关节之一人工关节术后，基本能生活自理 2. 四肢大关节之一关节内骨折导致创伤性关节炎，遗留中重度功能障碍	1. 因开放骨折感染形成慢性骨髓炎，反复发作者 2. 四肢大关节之一关节内骨折导致创伤性关节炎，遗留轻度功能障碍	1. 四肢长管状骨骨折内固定或外固定支架术后 2. 髌骨、跟骨、距骨、下颌骨或骨盆骨折内固定术后	1. 手掌、足掌植皮面积>30%者 2. 身体各部位骨折愈合后无功能障碍或轻度功能障碍 3. 四肢大关节肌腱及韧带撕裂伤术后遗留轻度功能障碍

表 C.3　眼科、

伤残类别	一	二	三	四	五
眼损伤与视功能障碍	双眼无光感或仅有光感但光定位不准者	一眼有或无光感,另眼矫正视力≤0.02,或视野≤8%(或半径≤5°)	1.一眼有或无光感,另眼矫正视力≤0.05或视野≤16%(半径≤10°) 2.双眼矫正视力＜0.05或视野≤16%(半径≤10°) 3.一侧眼球摘除或眼内容物剜出,另眼矫正视力＜0.1或视野≤24%(或半径≤15°)	1.一眼有或无光感,另眼矫正视力＜0.2或视野≤32%(或半径≤20°) 2.一眼矫正视力＜0.05,另眼矫正视力≤0.1 3.双眼矫正视力＜0.1或视野≤32%(或半径≤20°)	1.第Ⅲ对脑神经麻痹 2.双眼外伤性青光眼术后,需用药物控制眼压者 3.一眼有或无光感,另眼矫正视力≤0.3或视野≤40%(或半径≤25°) 4.一眼矫正视力＜0.05,另眼矫正视力≤0.2 5.一眼矫正视力＜0.1,另眼矫正视力等于0.1 6.双眼视野≤40%(或半径≤25°)

耳鼻喉科、口腔科门

级				
六	七	八	九	十
1. 一侧眼球摘除;或一侧眼球明显萎缩,无光感 2. 一眼有或无光感,另一眼矫正视力≥0.4 3. 一眼矫正视力≤0.05,另一眼矫正视力≥0.3 4. 一眼矫正视力≤0.1,另一眼矫正视力≥0.2 5. 双眼矫正视力≤0.2或视野≤48%(或半径≤30°) 6. 第Ⅳ或第Ⅵ对脑神经麻痹,或眼外肌损伤致复视的	1. 一眼有或无光感,另眼矫正视力≥0.8 2. 一眼有或无光感,另一眼各种客观检查正常 3. 一眼矫正视力≤0.05,另一眼矫正视力≥0.6 4. 一眼矫正视力≤0.1,另一眼矫正视力≥0.4 5. 双眼矫正视力≤0.3或视野≤64%(或半径≤40°) 6. 单眼外伤性青光眼术后,需用药物控制眼压者	1. 一眼矫正视力≤0.2,另眼矫正视力≥0.5 2. 双眼矫正视力等于0.4 3. 双眼视野≤80%(或半径≤50°) 4. 一侧或双侧睑外翻或睑闭合不全者 5. 上睑下垂盖及瞳孔1/3者 6. 睑球粘连影响眼球转动者 7. 外伤性青光眼行抗青光眼手术后眼压控制正常者	1. 第Ⅴ对脑神经眼支麻痹 2. 眶壁骨折致眼球内陷、两眼球突出度相差>2mm或错位变形影响外观者 3. 一眼矫正视力≤0.3,另眼视力>0.6 4. 双眼矫正视力等于0.5 5. 泪器损伤,手术无法改进溢泪者	1. 一眼矫正视力≤0.5,另一眼矫正视力≥0.8 2. 双眼矫正视力≤0.8 3. 一侧或双侧睑外翻或睑闭合不全行成形手术后矫正者 4. 上睑下垂盖及瞳孔1/3行成形手术后矫正者 5. 睑球粘连影响眼球转动行成形手术后矫正者 6. 职业性及外伤性白内障术后人工晶状体眼,矫正视力正常者 7. 职业性及外伤性白内障Ⅰ~Ⅱ(或轻度、中度),矫正视力正常者 8. 晶状体部分脱位 9. 眶内异物未取出者 10. 眼球内异物未取出者 11. 外伤性瞳孔放大 12. 角巩膜穿通伤治愈者

伤残类别	分				
	一	二	三	四	五
听功能障碍				双耳听力损失≥91dB	双耳听力损失≥81dB
前庭性平衡障碍					
喉源性呼吸困难及发声障碍				1. 呼吸完全依赖气管套管或造口 2. 静止状态下或仅轻微活动即有呼吸困难	一般活动及轻工作时有呼吸困难
吞咽功能障碍		无吞咽功能，完全依赖胃管进食		牙关紧闭或因食管狭窄只能进流食	1. 吞咽困难，仅能进半流食 2. 双侧喉返神经损伤，喉保护功能丧失致饮食呛咳、误吸
口腔颌面损伤		1. 双侧上颌骨或双侧下颌骨完全缺损 2. 一侧上颌骨及对侧下颌骨完全缺损，并伴有颜面软组织损伤 >30cm²	1. 同侧上、下颌骨完全缺损 2. 一侧上颌骨或下颌骨完全缺损，伴颜面部软组织损伤 >30cm² 3. 舌缺损 > 全舌的 2/3	1. 一侧上颌骨缺损 1/2，伴颜面部软组织损伤 >20cm² 2. 下颌骨缺损长 6cm 以上的区段，伴口腔、颜面软组织损伤 >20cm² 3. 双侧颞下颌关节骨性强直，完全不能张口 4. 面颊部洞穿性缺损 >20cm²	1. 一侧上颌骨缺损 > 1/4，但 < 1/2，伴软组织损伤 >10cm²，但 < 20cm² 2. 下颌骨缺损长 4cm 以上的区段，伴口腔、颜面软组织损伤 >10cm²

表 C3 续

级				
六	七	八	九	十
双耳听力损失≥71dB	双耳听力损失≥56dB	双耳听力损失≥41 dB 或一耳≥91 dB	双耳听力损失≥31 dB 或一耳损失≥71 dB	双耳听力损失≥26 dB，或一耳≥56 dB
双侧前庭功能丧失，睁眼行走困难，不能并足站立				双侧前庭功能丧失，闭眼不能并足站立
		1.体力劳动时有呼吸困难 2.发声及言语困难	发声及言语不畅	
	咽成形术后，咽下运动不正常			
1.单侧或双侧颞下颌关节强直，张口困难Ⅲ度 2.一侧上颌骨缺损1/4，伴口腔颜面软组织损伤＞10cm² 3.面部软组织缺损＞20cm²，伴发涎瘘 4.舌缺损＞1/3，但＜2/3 5.双侧颧骨并颧弓骨折，伴有开口困难Ⅱ度以上及颜面部畸形经手术复位者 6.双侧下颌骨髁状突颈部骨折，伴有开口困难Ⅱ度以上及咬合关系改变，经手术治疗者	1.牙槽骨损伤长度≥8cm，牙齿脱落10个及以上 2.单侧颧骨并颧弓骨折，伴有开口困难Ⅱ度以上及颜面部畸形经手术复位者	1.牙槽骨损伤长度≥6cm，牙齿脱落8个及以上者 2.舌缺损＜舌的1/3 3.双侧鼻腔或鼻咽部闭锁 4.双侧颞下颌关节强直，张口困难Ⅱ度 5.上、下颌骨骨折，经牵引、固定治疗后有功能障碍者 6.双侧颧骨并颧弓骨折，无开口困难，颜面部凹陷畸形不明显，不需手术复位	1.牙槽骨损伤长度＞4 cm，牙脱落4个及以上 2.上、下颌骨骨折，经牵引、固定治疗后无功能障碍者 3.一侧下颌骨髁状突颈部骨折 4.一侧颧骨并颧弓骨折	1.牙齿除智齿以外，切牙脱落1个以上或其他牙脱落2个以上 2.一侧颞下颌关节强直，张口困难Ⅰ度 3.鼻窦或面颊部有异物未取出 4.单侧鼻腔或鼻孔闭锁 5.鼻中隔穿孔

伤残类别	分				
	一	二	三	四	五
嗅觉障碍和铬鼻病					
面神经损伤				双侧完全性面瘫	一侧完全面瘫，另一侧不完全面瘫

表 C3 续

级				
六	七	八	九	十
			铬鼻病有医疗依赖	1. 铬鼻病（无症状者） 2. 嗅觉丧失
一侧完全性面瘫	双侧不完全性面瘫			一侧不完全性面瘫

表 C.4 普外、

伤残类别	一	二	三	四	五
胸壁、气管、支气管、肺	1.肺功能重度损伤和呼吸困难Ⅳ级，需终生依赖机械通气 2.双肺或心肺联合移植术	一侧全肺切除并胸廓成形术，呼吸困难Ⅲ级	1.一侧全肺切除并胸廓成形术 2.一侧胸廓成形术，肋骨切除6根以上 3.一侧全肺切除并隆凸切除成形术 4.一侧全肺切除并重建大血管术	1.一侧全肺切除术 2.双侧肺叶切除术 3.肺叶切除后并胸廓成形术后 4.肺叶切除并隆凸切除成形术后 5.一侧肺移植术	1.双肺叶切除术 2.肺叶切除术并大血管重建术 3.隆凸切除成形术
心脏与大血管		心功能不全三级	Ⅲ度房室传导阻滞	1.心瓣膜置换术后 2.心功能不全二级	
食管		食管闭锁或损伤后无法行食管重建术，依赖胃造瘘或空肠造瘘进食		食管重建术后吻合口狭窄，仅能进流食者	1.食管重建术后吻合口狭窄，仅能进半流食者 2.食管气管或支气管瘘 3.食管胸膜瘘
胃				全胃切除	胃切除3/4
十二指肠				胰头、十二指肠切除	
小肠	小肠切除≥90%	小肠切除3/4，合并短肠综合症		1.小肠切除3/4 2.小肠切除2/3，包括回盲部切除	小肠切除2/3，包括回肠大部
结肠、直肠				1.全结肠、直肠、肛门切除，回肠造瘘 2.外伤后肛门排便重度障碍或失禁	肛门、直肠、结肠部分切除，结肠造瘘

胸外、泌尿生殖科门

级				
六	七	八	九	十
1. 肺叶切除并肺段或楔形切除术 2. 肺叶切除并支气管成形术后 3. 支气管(或气管)胸膜瘘	1. 肺叶切除术 2. 限局性脓胸行部分胸廓成形术 3. 气管部分切除术	1. 肺段切除术 2. 支气管成形术 3. 双侧≥3根肋骨骨折致胸廓畸形 4. 膈肌破裂修补术后,伴膈神经麻痹 5. 肺功能轻度损伤	1. 肺内异物滞留或异物摘除术 2. 限局性脓胸行胸膜剥脱术	血、气胸行单纯闭式引流术后,胸膜粘连增厚
1. 冠状动脉旁路移植术 2. 大血管重建术	心功能不全一级	1. 心脏、大血管修补术 2. 心脏异物滞留或异物摘除术		
	1. 食管重建术后伴反流性食管炎 2. 食管外伤或成形术后咽下运动不正常	食管重建术后,进食正常者		
胃切除2/3	胃切除1/2	胃部分切除		
小肠切除1/2,包括回盲部	小肠切除1/2	小肠部分切除		
肛门外伤后排便轻度障碍或失禁	结肠大部分切除	结肠部分切除		

伤残类别	一	二	三	四	分 五
肝	肝切除后原位肝移植	1. 肝切除 3/4，合并肝功能重度损害 2. 肝外伤后发生门脉高压三联症或 Budd-chiari 综合征	肝切除 2/3，并肝功能中度损害	1. 肝切除 2/3 2. 肝切除 1/2，肝功能轻度损害	肝切除 1/2
胆道	胆道损伤原位肝移植	胆道损伤致肝功能重度损害		胆道损伤致肝功能中度损害	
腹壁、腹腔					
胰、脾	全胰切除	胰次全切除，胰腺移植术后	胰次全切除，胰岛素依赖		胰切除 2/3
甲状腺					甲状腺功能重度损害
甲状旁腺				甲状旁腺功能重度损害	
肾脏	双侧肾切除或孤肾切除术后，用透析维持或同种肾移植术后肾功能不全尿毒症期	孤肾部分切除后，肾功能不全失代偿期	一侧肾切除，对侧肾功能不全失代偿期	肾修补术后，肾功能不全失代偿期	一侧肾切除，对侧肾功能不全代偿期
肾上腺				双侧肾上腺缺损	
尿道					尿道瘘不能修复者
阴茎					阴茎全缺损

表 C4 续

级				
六	七	八	九	十
肝切除 1/3	肝切除 1/4	肝部分切除		
胆道损伤致肝功能轻度损伤	胆道损伤,胆肠吻合术后		胆囊切除	
腹壁缺损面积≥腹壁的1/4		腹壁缺损面积<腹壁的1/4	胸、腹腔脏器探查术或修补术后	腹腔脏器挫裂伤保守治疗后
胰切除 1/2	1. 脾切除 2. 胰切除 1/3	1. 脾部分切除 2. 胰部分切除		
甲状腺功能中度损害		甲状腺功能轻度损害		
甲状旁腺功能中度损害		甲状旁腺功能轻度损害		
肾损伤性高血压	一侧肾切除			
		一侧肾上腺缺损		
尿道狭窄经系统治疗一年后仍需定期行扩张术		尿道修补术		
阴茎部分缺损		脊髓神经周围神经损伤,或盆腔、会阴手术后遗留性功能障碍		

伤残类别	分				
	一	二	三	四	五
输精管					
输尿管			1. 双侧输尿管狭窄,肾功能不全失代偿期 2. 永久性输尿管腹壁造瘘	输尿管修补术后,肾功能不全失代偿期	一侧输尿管狭窄,肾功能不全代偿期
膀胱			膀胱全切除	1. 永久性膀胱造瘘 2. 重度排尿障碍 3. 神经原性膀胱,残余尿≥50 mL	
睾丸					1. 两侧睾丸、附睾缺损 2. 生殖功能重度损伤
子宫					
卵巢					双侧卵巢切除
输卵管					
阴道					1. 阴道闭锁 2. 会阴部瘢痕挛缩伴有阴道或尿道或肛门狭窄
乳腺					

表 C4 续

级				
六	七	八	九	十
双侧输精管缺损,不能修复		一侧输精管缺损,不能修复		
膀胱部分切除合并轻度排尿障碍	1. 膀胱部分切除 2. 轻度排尿障碍			
1. 两侧睾丸创伤后萎缩,血睾酮低于正常值 2. 生殖功能轻度损伤		一侧睾丸、附睾切除		
子宫切除				
		单侧卵巢切除	一侧卵巢部分切除	
双侧输卵管切除		单侧输卵管切除		
	阴道狭窄			
女性双侧乳房切除或严重瘢痕畸形	女性两侧乳房部分缺损	女性单侧乳房切除或严重瘢痕畸形	乳腺成形术	乳腺修补术后

表 C.5 职

伤残类别	一	二	三	四
肺部疾患	1. 尘肺叁期伴肺功能重度损伤及/或重度低氧血症[$PO_2<5.3kPa(<40mmHg)$] 2. 其他职业性肺部疾患，伴肺功能重度损伤及/或重度低氧血症[$PO_2<5.3kPa(<40mmHg)$] 3. 放射性肺炎后，两叶以上肺纤维化伴重度低氧血症[$PO_2<5.3kPa(<40mmHg)$] 4. 职业性肺癌伴肺功能重度损伤	1. 肺功能重度损伤及/或重度低氧血症 2. 尘肺叁期伴肺功能中度损伤及/或中度低氧血症 3. 尘肺贰期伴肺功能重度损伤及/或重度低氧血症[$PO_2<5.3kPa(40mmHg)$] 4. 尘肺叁期伴活动性肺结核 5. 职业性肺癌或胸膜间皮瘤	1. 尘肺叁期 2. 尘肺贰期伴肺功能中度损伤及(或)中度低氧血症 3. 尘肺贰期合并活动性肺结核 4. 放射性肺炎后两叶肺纤维化，伴肺功能中度损伤及(或)中度低氧血症	1. 尘肺贰期 2. 尘肺壹期伴肺功能中度损伤或中度低氧血症 3. 尘肺壹期伴活动性肺结核
心脏		心功能不全三级	Ⅲ度房室传导阻滞	1. 病态窦房结综合征（需安装起搏器者） 2. 心功能不全二级
血液		1. 职业性急性白血病 2. 急性重型再生障碍性贫血	1. 粒细胞缺乏症 2. 再生障碍性贫血 3. 职业性慢性白血病 4. 中毒性血液病，骨髓增生异常综合征 5. 中毒性血液病，严重出血或血小板含量≤$2×10^{10}$/L	

内科门

级					
五	六	七	八	九	十
肺功能中度损伤或中度低氧血症	1. 尘肺壹期伴肺功能轻度损伤及(或)轻度低氧血症 2. 放射性肺炎后肺纤维化(<两叶),伴肺功能轻度损伤及(或)轻度低氧血症 3. 其他职业性肺部疾患,伴肺功能轻度损伤	1. 尘肺壹期,肺功能正常 2. 放射性肺炎后肺纤维化(<两叶),肺功能正常 3. 轻度低氧血症	其他职业性肺疾患,肺功能正常		
1. 莫氏Ⅱ型Ⅱ度房室传导阻滞 2. 病态窦房结综合征(不需安起博器者)		心功能不全一级			
1. 中毒性血液病,血小板减少($\leq 4\times 10^{10}$/L)并有出血倾向 2. 中毒性血液病,白细胞含量持续 $< 3\times 10^{9}$/L($< 3\ 000$/mm^3)或粒细胞含量 $< 1.5\times 10^{9}$/L(1500/mm^3)	白血病完全缓解	1. 再生障碍性贫血完全缓解 2. 白细胞减少症,含量持续 $< 4\times 10^{9}$/L($4\ 000$/mm^3) 3. 中性粒细胞减少症,含量持续 $< 2\times 10^{9}$/L($2\ 000$/mm^3)			

伤残类别	分			
	一	二	三	四
肝脏	1. 职业性肝血管肉瘤,重度肝功能损害 2. 肝硬化伴食道静脉破裂出血,肝功能重度损害	1. 慢性重度中毒性肝病 2. 肝血管肉瘤		
免疫功能				免疫功能明显减退
内分泌				肾上腺皮质功能明显减退
肾脏	肾功能不全尿毒症期,内生肌酐清除率持续<10 mL/min,或血浆肌酐水平持续>707μmol/L(8mg/dL)	肾功能不全尿毒症期,内生肌酐清除率持续<25 mL/min,或血浆肌酐水平持续>450μmol/L(5mg/dL)		
其他		1. 职业性膀胱癌 2. 放射性肿瘤	1. 砷性皮肤癌 2. 放射性皮肤癌	

表 C5 续

级					
五	六	七	八	九	十
慢性中度中毒性肝病		慢性轻度中毒性肝病			
					免疫功能轻度减退
		肾上腺皮质功能轻度减退			
肾功能不全失代偿期，内生肌酐清除率持续<50 mL/min，或血浆肌酐水平持续>177μmol/L(2mg/dL)	1. 中毒性肾病，持续性低分子蛋白尿伴白蛋白尿 2. 中毒性肾病，肾小管浓缩功能减退	肾功能不全代偿期，内生肌酐清除率<70 ml/min	中毒性肾病，持续低分子蛋白尿		
1. 慢性重度磷中毒 2. 重度手臂振动病 3. 放射性损伤致睾丸萎缩	1. 放射性损伤致甲状腺功能低下 2. 减压性骨坏死Ⅲ期 3. 中度手臂振动病 4. 氟及其无机化合物中毒慢性重度中毒	三度牙酸蚀病	1. 慢性中度磷中毒 2. 氟及其无机化合物中毒慢性中度中毒 3. 减压性骨坏死Ⅱ期 4. 轻度手臂振动病 5. 二度牙酸蚀 6. 急性放射皮肤损伤Ⅳ度及慢性放射性皮肤损伤手术治疗后影响肢体功能 7. 放射性皮肤溃疡经久不愈者		1. 慢性轻度磷中毒 2. 氟及其无机化合物中毒慢性轻度中毒 3. 井下工人滑囊炎 4. 减压性骨坏死Ⅰ期 5. 一度牙酸蚀病 6. 职业性皮肤病久治不愈 7. 一手或两手慢性放射性皮肤损伤Ⅱ度及Ⅱ度以上者

后　记

工伤职工劳动能力鉴定工作是工伤保险制度的重要组成部分，鉴定工作的主要依据和尺度即劳动能力鉴定标准，这个标准制定得科学与否，直接关系到工伤职工的切身利益，影响工伤保险制度的公平公正。这个标准执行得正确与否，也将直接影响工伤职工的权益保障。在有关各方的不懈努力下，劳鉴标准于2014年9月问世了。为了正确理解和执行这个标准，上海市人力资源社会保障局有关同志及劳鉴专家经过努力，编写了这部教材，为新标准的实施做出了贡献。

修订标准是一项严谨细致、工程浩大的工作，在修订过程中，部社保中心、国家卫生计生委医政司、上海人社局以及京、津、渝、江、浙人社厅（局）有关领导和专家，在修订期间多次召开了征询意见座谈会，全国各级人社部门行政及劳鉴机构同志、专家通过书面、电话和电子邮件等方式提出了许多很好的修订建议和意见，为标准的修订贡献了智慧和心血。在此，对所有关注和关心、支持劳鉴标准修订的同志们致以衷心的感谢！

本次标准修订工作及本书的编写均由工伤保险司委托上海市人力资源社会保障局进行，在修订和编写教材过程中，得到了上海市人社局领导的高度重视和大力支持。标准修订及教材编写的承办单位上海市劳动能力鉴定中心的领导和同志克服人员紧张、工作繁忙的困难，在此项工作中投入了大量的人力、物力，保证了标准修订和教材编写工作的圆满完成。许多老专家克服年事已高、业务繁忙等困难，热情投入到标准修订和教材编写过程中。如骨科专家杨庆铭教授把研究多年的图解贡献出来,为标准的可操作性做出了很大贡献。借此机会,我们对诸位专家的大力贡献致以崇高的敬意!

本书各章节执笔编写和指导专家分别为:第一部分基础篇第一、第二、第三章执笔人:章艾武;第三章执笔人:张岩;第二部分应用篇第一章手外伤专题执笔人:姚凰,指导专家:杨庆铭;第二章骨折与骨折内固定术后专题执笔人:章艾武,指导专家:眭述平、张明贵;第三章关节功能障碍程度的量化判断专题执笔人:章艾武,指导专家:杨庆铭、张明贵、眭述平;第四章脊柱和骨髓损伤执笔人:章艾武,指导专家:杨庆铭;第五章颅脑损伤专题执笔人:李怀侠,指导专家:陈道蕊、魏文石;第六章眼外伤专题执笔人:章艾武,指导专家:程瑜。

我们相信,在各级领导的关心支持下,在广大专家和工作者不断努力下,劳鉴工作会越来越科学,越来越完善,为保障工伤职工权益做出应有的贡献。